GEFRIERDURCHSCHNITTE

IN SYSTEMATISCHER ANORDNUNG

DURCH DEN KÖRPER

EINER HOCHSCHWANGEREN

GEFÜHRT.

ZWÖLF TAFELN IN NATÜRLICHER GRÖSSE.

HERAUSGEGEBEN VON

WILHELM BRAUNE, UND **PAUL ZWEIFEL,**

O. Ö. PROF. DER TOPOGRAPH. ANATOMIE O. Ö. PROFESSOR DER GYNÄKOLOGIE

AN DER UNIVERSITÄT LEIPZIG.

ERLÄUTERNDER TEXT.

MIT EINER ABBILDUNG.

LEIPZIG,

VERLAG VON VEIT & COMP.

1890.

Druck von Metzger & Wittig in Leipzig.

I

Anatomischer Theil.

Von

Wilhelm Braune.

Der Körper der wohlgebildeten jugendlichen Hochschwangeren, welchen mir Herr Collega Zweifel übersandte, kam im frischesten Zustande, unverletzt, auf die Anatomie und ward sofort, ohne dass eine Injection der Gefässe vorgenommen wurde, in der üblichen Weise zum Gefrieren gebracht. Die Beine wurden im oberen Drittel des Oberschenkels amputirt, um nicht einen zu grossen Blechkasten nöthig zu haben; sonst wurde nichts von dem Körper hinweggenommen. Derselbe wurde mit Kopf und Armen in möglichst symmetrischer Rückenlage zur Härtung gebracht, um die Wirbelsäulekrümmung nicht zu alteriren, trotzdem nur die untere Körperhälfte zur Bearbeitung kommen konnte. Nachdem eine Reihe von Tagen hindurch der Körper vollkommen fest durchgefroren war, wurden die Schnitte mit einer Blattsäge, deren Schränkung nicht ganz einen Millimeter betrug, von einem geübten Tischler ausgeführt und auf den gereinigten Scheiben direkt mittels Pausepapiers die Contourzeichnung möglichst vollständig aufgenommen.

So sorgfältig dies auch gemacht wird, kann doch nicht verhütet werden, dass bei der Lithographie und dem Druck manche, einige Millimeter betragende Abweichungen der Dimensionen vom Präparate vorkommen. Die Schnitte blieben so lange in der Frostmischung, bis die Pausen sämmtlich vollendet waren, dann wurden sie in starkem, 96 % Alkohol, unter mehrmaligem Wechsel des Alkohols, gehärtet.

Nachdem der Medianschnitt ausgeführt war, erkannte man, dass die grössere Masse des Kindes, das sich in der zweiten Schädellage befand, in der rechten Körperhälfte lag (Tafel I). Die abgetrennten Kopf- und Extremitätenstücke des Kindes wurden dann aus der linken Uterushälfte herausgenommen, auf die rechte Schnitthälfte gelegt und dadurch eine Zeichnung ermöglicht, die das Kind im Ganzen wiedergiebt (Tafel IV), sowie die linke Uterushälfte in leerem Zustande

Tafel II zeigt. Noch in erhärtetem Zustand wurden dann die beiden Körperhälften in Gyps eingegossen, um die Lage möglichst zu sichern.

Darauf wurde die rechte Körperhälfte in möglichst dünne, etwa 11—18 ^{mm} starke parallele Scheiben sammt der Gypseinfassung zersägt und dadurch eine Schnittreihe gewonnen, welche eine Construction des Beckens, mit Kind und Uterus, in Frontalprojektion ermöglichte.

Die Schönheit der Präparate war Veranlassung, dass ich mich nicht nur mit Contourzeichnungen begnügte, sondern die einzelnen Theile mit möglichster Vollständigkeit und Genauigkeit abzeichnen liess. Von einer Colorirung der Tafeln glaubte ich diesmal absehen zu sollen. da die Feinheit der Zeichnung unter dem Coloriren, wie unter dem Buntdrucke leidet.

Wirbelsäule.

Die Wirbelsäule mit dem Becken ist fast genau in der Medianebene geschnitten. Die Symphysis ossium pubis zeigt die freigelegte Gelenkhöhle; das unterste Stückchen des Steissbeins fiel aber etwas aus dem Schnitt heraus, so dass es nur auf Tafel III eben noch erkennbar ist. Ebenso ist am oberen Ende der Lendenwirbelsäule der Schnitt etwas nach rechts von der Mitte abgewichen, wie sich aus dem erhaltenen Wirbelbogen erkennen lässt.

Die Conjugata (von dem oberen Rand der Symphyse bis zum Promontorium) mass am frischen Präparate 111·5 ^{mm}; nicht ganz so viel wie die auf Waldeyer's Tafel; während das 18jährige Mädchen, dessen Schnitt Saexinger[1] gegeben hat, eine Conjugata von nur 103 ^{mm} zeigte. — Die Entfernung vom unteren Rande der Symphyse (Lig. arcuatum) bis zur Steissbeinspitze betrug 101·5 ^{mm} (Tafel III); bei Saexinger 98 ^{mm}. Die Entfernung des Promontorium von der Steissbeinspitze hatte 114 ^{mm}; in dem Falle von Saexinger 113 ^{mm}. Die Höhe der Symphyse betrug 52 ^{mm}. Von der Mitte der Symphyse bis zum Knick des 3. Kreuzbeinwirbels hatte man 132 ^{mm}.

Von grossem Interesse ist die Krümmung der Wirbelsäule bei Hochschwangeren, auf welche auch Waldeyer besonders aufmerksam macht. Leider lassen sich in dieser Beziehung eine Reihe von Abbildungen nicht verwerthen. Der von Saexinger gegebene Schnitt nicht, weil vor dem Härten der Thorax oberhalb des Zwerchfells abgeschnitten worden war, ebensowenig der Schnitt von Domenico

[1] Saexinger, *Gefrierdurchschnitt einer Kreissenden.* Tübingen 1888.

Chiara,[1] welcher nur die untere Hälfte des Rumpfes behandelt. Auch der von Chiari veröffentlichte Gefrierschnitt[2] kann in dieser Beziehnng nicht verwerthet werden, da vor dem Gefrierenlassen der Kopf entfernt und damit eine Lageänderung der Wirbelsäule hervorgebracht worden war. Dasselbe gilt von dem Schnitt von Winter,[3] der gleichfalls vor dem Gefrieren den Kopf abgenommen hatte.

Leider durfte in dem hier vorliegenden Falle die obere Körperhälfte nicht verletzt werden, so dass nichts übrig blieb, als wenigstens den intakten Rumpf mit Kopf und oberen Extremitäten gefrieren zu lassen, um so doch die untere Hälfte der Wirbelsäule in ihrer ursprünglichen Lage zu erhalten.

Bei der Vergleichung der Wirbelsäulekrümmung, wie sie vom 9. Brustwirbel an auf Tafel I und III zu sehen ist, mit der normalen Wirbelsäule einer Frau im 2. Schwangerschaftsmonate, welche auf Tafel II in meinem Atlas vorliegt, ergiebt sich, dass die Krümmung bei der Hochschwangeren wesentlich andere Verhältnisse zeigt. Die Krümmung im Brust- und Lendentheile ist bei der Hochschwangeren wesentlich geringer, die Wirbelsäule gleicht mehr einem gestreckten Stabe, der nach der Brusthöhle hin weiter nach rückwärts gewendet ist als sonst. Man wird dabei an die aufrechte Haltung der Hochschwangeren erinnert, die in Folge der stärkeren Belastung der unteren und vorderen Rumpfgegend den oberen Theil der Brustwirbelsäule weiter nach hinten verlegen, um so für die veränderte Schwerpunktslage eine neue Gleichgewichtsstellung zu gewinnen. Ziemlich übereinstimmend mit meinem Bilde sind die Zeichnungen von Waldeyer und Schroeder.[4] Nur ist bei Schroeder die Convexität in der Höhe des 7. Brustwirbels stärker ausgeprägt als bei Waldeyer. Leider ist bei dem Waldeyer'schen Schnitt der Einfluss der Beckenfraktur auf die Wirbelsäulekrümmung nicht völlig ausser Frage zu stellen.

Die steile Haltung der Symphyse, auf die ich schon früher aufmerksam machte, welche auch Waldeyer betont, tritt in dem vorliegenden Falle nicht so stark in Erscheinung. Sie ist etwas geringer als bei Saexinger und Schroeder. Es ist sehr wahrscheinlich, dass die steile Symphysenstellung, wie ich sie in der Abbildung der Ge-

[1] *La Evoluzione spontanea, sorpresa in atto mediante la congelazione.* Milano 1878.

[2] *Ueber die topographischen Verhältnisse des Genitales.* Wien 1885.

[3] *Zwei Medianschnitte durch Gebärende.* Berlin 1889.

[4] *Der schwangere und der kreissende Uterus.* Bonn 1886.

bärenden dargestellt habe, mit der dort vorhandenen starken Kyphose oben am Rücken zusammenhängt.

Das untere Ende der Medulla spinalis liegt in der Höhe des oberen Randes vom 1. Lendenwirbel, wie Tafel III deutlich zeigt. Auf Tafel I, wo das Rückenmark nur bis zum 11. Brustwirbel reicht, ist das Ende nicht getroffen worden. Dasselbe Verhältniss der Lage zeigen die Durchschnitte des normalen Mannes und der normalen Frau auf Tafel I und II in meinem *Atlas,* ebenso wie die Tafel von Waldeyer.

Die Tiefe des Thorax, von der Wurzel des Processus xyphoideus bis zur Wirbelsäule gemessen, beträgt nahezu 130^{mm}; ist also bedeutender als in dem Falle von Saexinger und Waldeyer, und nur wenig grösser, als in den früher von mir beschriebenen Fällen.

Bauch.

Der Nabel befindet sich gegenüber der Mitte des 4. Lendenwirbels; bei der Hochschwangeren auf Tafel B[1] lag er in gleicher Höhe. Bei der Gebärenden, Tafel C (a. a. O.) lag er höher, in der Höhe des oberen Randes des 4. Lendenwirbels. In den Schnitten auf Tafel I und II des *Atlas* liegt der Nabel der Mitte des 4. Lendenwirbels gegenüber. In der Tafel von Waldeyer liegt er vor dem unteren Rande des 4. Lendenwirbelkörpers. Bei Saexinger liegt er dagegen noch tiefer, gegenüber dem unteren Rande des 5. Lendenwirbels. Ich glaube jedoch nicht, dass mit diesen Angaben viel zu machen ist, dass man aus der Lage des Nabels die Verhältnisse des Uterus sicher bestimmen kann. Die verschiedenen Füllungsgrade des Darmes und des Magens werden neben dem Uterus ihren Einfluss auf die Spannung der Bauchdecken und somit auf die Lage des Nabels mit geltend machen. — Die grösste Tiefe der Bauchhöhle liegt etwas unter dem Nabel wie bei der Gebärmutter auf Tafel C (a. a. O.); während bei den Hochschwangeren in Tafel A und B (a. a. O.) und ebenso in der Waldeyer'schen Abbildung die grösste Tiefe der Bauchhöhle sich in der Höhe des Nabels befindet.

Von den Verdauungsorganen nimmt vor Allem bei unserem Präparate der Magen einen grossen Raum in Anspruch. Er war durch Speisereste in hohem Grade ausgedehnt und erstreckte sich vom linken Hypochondrium aus weit in die rechte Seite hinüber. Der Höhe nach

[1] Die Lage des Uterus und Foetus am Ende der Schwangerschaft, Supplement meines *Atlas*.

reicht er vom 11. Brustwirbel an bis zum 3. Lendenwirbel nach abwärts, also bis in die Nähe des Nabels. Auf allen Schnitten ist sein Lumen zu sehen; selbst der letzte Schnitt hat den Pylorus noch nicht getroffen, der noch weiter jenseits der Gallenblase hinaus nach links zu lag.

Schon früher habe ich darauf aufmerksam gemacht, wie wechselnd die Lage des Pylorus und des Anfangstheils vom Duodenum ist, je nach dem Füllungsgrade des Magens. Bei leerem Magen liegt der Pylorus in der Medianebene des Körpers und rückt mit zunehmender Füllung immer weiter nach rechts hinüber, unter Führung des Ligamentum hepatoduodenale. — Vom Oesophagus ward noch eine dünne Scheibe nachträglich mit dem Messer abgetragen, um die Cardia sichtbar zu machen und abbilden zu können. Auf Tafel I sieht man deutlich, wie beträchtlich der Fundus des Magens die Cardia nach aufwärts überragt. Die Cardia liegt hinter dem linken Leberlappen in der Höhe der Bandscheibe zwischen dem 11. und 12. Brustwirbel.

Man hätte vielleicht eine höhere Lage erwartet. Jedoch wenn man den Stand des Zwerchfells bei den verschiedenen Abbildungen vergleicht, so ergiebt sich eine ziemlich genaue Uebereinstimmung des Zwerchfellstandes bei den verschiedenen Körpern, aus der auch eine Uebereinstimmung in der Lage der Cardia erschlossen werden kann.

Das Zwerchfell reicht mit seiner Convexität bis zur Höhe des 9. Brustwirbels hinauf (Tafel I); ebenso bei den Abbildungen auf Tafel I und II des *Atlas,* denen die normalen Körper eines jungen Mannes und eines jungen Weibes zu Grunde liegen; ebenso bei Schroeder. Bei Waldeyer dagegen reicht die Zwerchfellkuppel bis zum 8. Brustwirbel hinauf; ähnlich bei Saexinger.

Am Zwerchfell liess sich nur ungefähr die Faserung in der Zeichnung wiedergeben. Der von Gubaroff[1] nachgewiesene Sphinkter an der Cardia liess sich nicht auf der Zeichnung deutlich machen. Dagegen lässt sich aus der Lage des Oesophagus zum Magenfundus gut verstehen, wie bei Füllungen des Magens ein Schluss der Cardia nach Art einer Ventilwirkung zu Stande kommen kann. Wie Gubaroff seiner Zeit nachgewiesen hat, wird durch das Anpressen der Magenwand an die Cardia dieselbe geschlossen in ähnlicher Weise, wie dies bei der Harnblase in Folge der schiefen Durchbohrung der Ureteren zu Stande kommt.

---

[1] *Archiv für Anatomie u. Physiol.* 1886. Anat. Abth.

Die Leber zeigt denselben Durchschnitt nach Grösse und Form wie bei Waldeyer's und Chiara's Bildern, sowie bei Tafel I im Atlas. Bei anderen Medianschnitten ist die Leber im Sulcus longitudinalis sinister getroffen, oder noch weiter nach rechts, so dass Theile des Spigel'schen Lappens mit dem Omentum minus zur Anschauung kommen; so auf den Tafeln von Schroeder und Winter, sowie auf den Abbildungen der Hochschwangeren im Supplement; ebenso auf Tafel III und V.

Jedenfalls liegt der Sulcus longitudinalis sinister nahezu in der Medianebene des Körpers und demnach muss die Nabelvene und das aus ihr sich später bildende Ligamentum teres auch in der Medianebene nach aufwärts zur Leber verlaufen, wie es der Richet'sche Canal an der hinteren Fläche der Bauchwand bedingt, und kann nicht so schief nach rechts hinüber gehen, wie es manche Abbildungen, nach der geöffneten Bauchhöhle gezeichnet, darstellen, z. B. die auf Tab. VIII des *Chirurgisch-anatomischen Atlas* von Nuhn. Je weiter nach rechts die Schnitte liegen, um so grösser wird die Schnittfläche der Leber. Besonders mächtig ist die Leberfläche auf Tafel X, auf welcher auch die Gallenblase zu sehen ist. Die Gefässlumina der Leber traten in Folge der starken Venenfüllung sehr deutlich hervor.

Auch auf diesen Schnitten zeigt sich die Form der Leber abhängig von ihrer Umgebung. Besonders augenfällig ist die Impressio renalis.

Das Pancreas ist an der Passage der Vena meseraica superior geschnitten, in der Nähe seines Kopfes; so dass zwei Schnittflächen der Drüse, das grosse und kleine Pancreas, vor und hinter der Vene zu sehen sind (Tafel I). Auf Tafel II sieht man eine grosse Vene, umgeben von Pancreasgewebe, nach rechts in die Tiefe ziehen, Anfang des Pfortaderstammes; und auf den folgenden Schnitten, wie sie Tafel V und VI zeigen, sieht man, je mehr man sich dem Duodenalringe nähert, die Masse des Pancreas immer kleiner werden. Unten an das Pancreas stösst die Lichtung des Duodenum an, hinter dem Peritoneum gelegen, und nur mit der unteren Wand an dasselbe anstossend (Tafel I und II). Auf Tafel I erstreckt sich das Peritoneum ein Stück uf die hintere Wand des Duodenum; möglich, dass hier eine besonders grosse Bursa retroperitonealis (Treitz) vorlag, von der vielleicht eine Ausbuchtung in die Schnittebene fiel. Die Verhältnisse des Peritoneum sind möglichst genau festgestellt worden. Jedoch eignen sich im Allgemeinen Sagittalschnitte nicht, um den Verlauf des Peritoneum klar zu machen. Gerade hierzu leistet ein Schrägschnitt, durch das Winslow'sche Loch gelegt, mehr.

Hinter dem Pancreas liegen die grossen Nierengefässe, von denen besonders die stark mit Blut gefüllte Vene durch die Grösse ihres Lumen bemerkbar ist. Die linke Vena renalis liegt vor der Arterie und ist fast doppelt so gross als diese. Auf Tafel VI sieht man die Mündung der rechten Nierenvene und erkennt sehr gut die schräge Richtung ihrer Mündung zur Hohlvene, günstig zur Stromrichtung; während bei Flächenpräparaten es oft den Anschein hat, als ob die Nierenvenen rechtwinklig in die Vena cava einmündeten.

Die linke Nierenvene liegt vor der Bandscheibe zwischen 1. und 2. Lendenwirbel; das Pancreas hält die Höhe vom 1. und 2. Lendenwirbel ein, wie bei der Gebärmutter auf Tafel C (Supplement) und wie bei der auf Tafel II im *Atlas* abgebildeten jungen Frau. Bei Waldeyer's Präparat liegt das Pancreas um einen Wirbelkörper höher; es erstreckt sich daselbst nämlich vom unteren Rande des 11. Brustwirbels bis über den Anfang des 2. Lendenwirbels; ebenso bei dem jungen Manne auf Tafel I des *Atlas,* bei dem es vor dem 12. Brustwirbel, 1. und 2. Lendenwirbel zu liegen kommt. Ich glaube nicht, dass dies von grossem Belang ist, da das Pancreas an Grösse und Lage variiren kann. Wenn das Duodenum verschiebbar ist selbst in seinem sogenannten fixirten hinter dem Peritoneum gelegenen Theile, wie ich dies früher schon nachgewiesen habe, so muss auch der im Ringe des Duodenum eingelagerte Pancreaskopf seine Lage in gewissen Grenzen ändern können.

Das Colon transversum liegt wie bei allen anderen ähnlichen Präparaten unter dem Magen auf dem vorderen Abhange des Uterus. Es war in dem hier vorliegenden Falle fast leer und ziemlich enge contrahirt, und bietet sonst nichts Besonderes. Bemerkenswerth ist dagegen die auffallende Kürze des grossen Netzes, die sich an allen Präparaten gleicher Art findet. Auch Waldeyer betont, dass das fettreiche Omentum majus kurz gewesen sei. Aehnlich bildet es auch Schroeder ab.

Besondere Berücksichtigung verdient die Niere, die rechts auf den Schnitten (Tafel VII, VIII, IX, X) zu Gesicht kommt, nach Lage und Befestigung. Herr Collega Curschmann, welcher zwei Sagittalschnitte durch die rechte und die linke Niere zur Bearbeitung übernommen hat, und welche ich deshalb nicht mit habe in dieser Serie abzeichnen lassen, wird die Verschiebbarkeit der Nieren noch besonders behandeln. Ich muss deshalb auf seine noch zu erwartende Publikation verweisen und beschränke mich hier nur auf einige kurze Notizen. Die Nieren liegen in der Lumbalgegend zwischen Darmbeinschaufel und Thorax, ragen aber ein Stück über den Thoraxrand nach aufwärts, um so höher, je tiefer die Rippen nach abwärts reichen. Sie lassen aber die untere Hälfte der Lumbalgegend für gewöhnlich frei. Aus ihrer Beweglichkeit, die bei der sogenannten Wanderniere einen hohen Grad erreichen kann, die auch, wie ich schon früher erwähnt habe (Taf. XVII *Atlas*), bei den Respirationsbewegungen und Dislocationen, durch pleuritische Exsudationen sich zeigt, ergiebt sich, dass sichere Befestigungsapparate für die Niere mangeln, dass auch das sogenannte Ligamentum hepatorenale die rechte Niere nicht absolut fest fixirt.

Nach Luschka[1] „ist die Niere mehrfach eingekapselt. Sie befindet sich zunächst zwischen dem Bauchfell, das so lose über ihre vordere Fläche hinwegstreicht, dass es sich leicht abstreifen lässt, und einer fibrösen Lamelle, welche eine hinter das Organ verlaufende verdichtete Fortsetzung des subperitonäalen Bindegewebes darstellt. Die auf solche Art erzeugte äussere Nierenkapsel nun giebt bei wohlgenährten Menschen zunächst ein lockeres, die ganze Niere einhüllendes und namentlich zwischen die Bestandtheile des Hilus eindringendes Fettlager, das Nierenfett, Capsula adiposa, das bisweilen eine so ausserordentliche Mächtigkeit erlangt, dass das Organ in ihm förmlich begraben liegt, während es bei abgemagerten Individuen durch einen laxen, sehr dehnbaren und hier und dort weiche Fettklümpchen einschliessenden Zellstoff vertreten wird." Dieser Beschreibung der äusseren Nierenkapsel habe ich Folgendes hinzuzufügen. Die Nieren liegen hinter dem Bauchfell und werden sofort freigelegt, wenn man medial von der Flexura coli sinistra und lateral von der Flexura coli dextra die hintere Peritonealwand einschneidet und das darunterliegende Fett entfernt. Das Peritoneum verhält sich aber sehr verschieden zu den verschiedenen Theilen der Niere, wie schon Dr. Cathcart, der seiner Zeit ein Bauchfellmodell, von hinten her betrachtet, herstellte, bemerkt hat. In einer Zone von etwa 2 ^{cm} und mehr Höhe zieht das Peritoneum über den unteren Theil der Niere so dicht an dem Organ anliegend hinweg, dass hier kein Fett, sondern nur lockeres, weitmaschiges Bindegewebe zwischen Niere und Peritoneum zu liegen kommt. Es ist das die Stelle, wo das Peritoneum sehr vorsichtig von der Niere ab-

[1] *Die Anatomie des menschlichen Bauches.* Tübingen 1863, S. 291.

gehoben werden muss, wenn man die Niere von hinten her herausnehmen will. Hier ist auch meistens der Einriss zu Stande gekommen, wenn es sich um Peritonealverletzung bei Nierenexstirpation handelte. Es ist zwar richtig, dass eine festere, fascienartige Bindegewebslamelle das Fettlager für die Niere hinter dem Peritoneum eingrenzt; diese Lamelle ist aber stets in Zusammenhang mit den Muskelfascien hinter der Niere, setzt sich in diese fort und ist nicht einfach, sondern mehrblätterig und in ihrer Erscheinung sehr wechselnd, mitunter derber, mitunter dünner; oft in viele Blätter zerfallend. Zwischen diesen Lamellen und der eigentlichen fibrösen abziehbaren Nierenkapsel liegt das mehr oder weniger Fett haltende sehr lockere Bindegewebe, das mitunter beinahe den Charakter eines Schleimbeutels annehmen kann und die Beweglichkeit der Niere bedingt. Wäre die äussere Nierenkapsel, die man ja capsula adiposa nennen mag, eine einheitliche, feste, mit den Muskelfascien innig zusammenhängende Membran, dann eben wäre die Lage der Niere eine fest gesicherte, was sie eben erfahrungsgemäss nicht ist.

Auf den Tafeln VII, VIII, IX, X ist dies Verhältniss, so gut es eben ausführbar war, anschaulich gemacht worden.

Von den grossen Gefässen erregen unser Interesse hauptsächlich die grosse untere Hohlvene und die absteigende Aorta. Die absteigende Aorta tritt, wie Tafel I und II zeigen, vom 11. Brustwirbel an in die Medianebene und gelangt vor dem 4. Lendenwirbel in der Medianebene zur Theilung in die beiden Iliacae. Hinter dem Pancreas, vor dem 1. Lendenwirbel, sind die Abgangsstellen der Coeliaca und Mesenterica superior getroffen. Die Mesenterica inferior geht vor dem 3. Lendenwirbel ab, so dass nur eine sehr kurze Arterienstrecke bis zur Theilungsstelle übrig bleibt. Rechts neben der Arterie und der Wirbelsäule liegt, wie Tafel V und VI zeigen, die lang aufgeschlitzte, stark angefüllt gewesene Vena cava inferior mit den Einmündungen der rechten Nierenvene und oben der Lebervenen. Die Krümmung des Venenrohres über den stumpfen oberen Leberrand ist hier deutlich ausgeprägt, ähnlich wie auf Tafel A und B des Supplements, und wird bei den Bewegungen der Leber in Folge der Zwerchfellathmung sicher sich äussern und von Einfluss auf die Blutbewegung sein.

Beckenorgane.

Der Mastdarm zeigt die normalen Krümmungen; sonst nichts Bemerkenswerthes. An seiner Mündung nach aussen fanden sich viele und stark ausgedehnte Venen. Das Peritoneum ragte an seiner inneren Wand bis etwa 7 cm oberhalb der Afteröffnung herab. Es ist bekannt, dass dieses Verhältniss ausserordentlich wechselt, je nach der Dehnung der Mastdarmwand. Zwischen Uterus und Rectum fanden sich einige Dünndarmschlingen, ein Verhältniss, welches öfters vorzukommen scheint.

Sehr übereinstimmend mit der Darstellung von Saexinger, Chiara und dem auf Tafel C im Supplement gegebenen Medianschnitte, erscheint das Bild der Harnblase. Dieselbe ragt weit über der Symphyse nach aufwärts und ist durch den Druck des Kopfes hinter der Symphyse bis auf einen dünnen Spalt platt gedrückt. Das Peritoneum ragt nur bis zum oberen Rand der Symphyse herab und bedeckt also nur die hintere Wand des über der Symphyse liegenden Harnblasentheiles. Ist die Blase leer, so nimmt sie durch die Verdickungen ihrer Wandungen die Form einer kleinen plattgedrückten Citrone an und kann durch den vergrösserten Uterus auf der hinteren Fläche der Symphyse, von der sie nur durch lockeres Bindegewebe getrennt ist, förmlich herabgeschoben werden. Eine solche Dislocation findet sich auf Tafel A und B des Supplements abgebildet, ebenso wie bei Schroeder's, Waldeyer's und Winter's Präparaten.

Das lockere Bindegewebe zwischen hinterer Blasenwand und Cervix uteri mit Vaginalwand ermöglicht eine Verschiebbarkeit beider Organe zu einander, so dass die Blase nicht jeder Dehnung oder Zusammenziehung zu folgen braucht. Ebenso ist der Raum zwischen hinterer Vaginalwand und Rectum unter dem Peritoneum gleichfalls mit lockerem Bindegewebe ausgefüllt, so dass auch hier beide Organe leicht von einander abgezogen werden können. Ich habe diese Stellen absichtlich sehr stark schematisch auf der Zeichnung durch eine schwarze Linie mit hellen Contouren wiedergeben lassen, wie bereits auf meinen früheren Tafeln, um anzudeuten, dass man es hier nicht mit einer festen Verbindung der Nachbarorgane unter einander zu thun hat. Freilich darf dieser Spalt nicht mit dem Peritonealraum oder sonst einer Höhle verwechselt werden. Das Bauchfell zieht eine Strecke weit auf der hinteren Vaginalwand herab, während es vorn viel höher oben an der Uteruswand selbst weit über der Vagina endigt.

Der Uterus ist auf Tafel I und III im Medianschnitte zu sehen und zeigt sich in seiner grössten Längsausdehnung getroffen. Auf Tafel II ist die linke Seite der Uterushöhle nach Herausnahme des Kindes in seiner ursprünglichen Form abgebildet. Diese ursprüngliche Form wurde dadurch erhalten, dass, wie oben erwähnt worden ist, alsbald nach Ausführung des Medianschnittes die Hälften des Cadavers mit einem starken Gypsmantel umgeben wurden, der den Bauchwandungen für späterhin eine sichere Stütze gab. Die weiteren Schnitte, wie sie auf Tafel V—X vorliegen, wurden durch den gehärteten Gyps hindurchgeführt, der an den Präparaten hängen blieb und ihre Lage sicherte. Die rechte Körperhälfte, welche die grössere Masse des Kindes und des Uterus enthielt, wurde dann in möglichst dünne Scheiben parallel der Medianebene geschnitten und die Scheiben auf Tafel V—X mit ihrer medialen Fläche abgebildet. Die erste Scheibe auf Tafel III, im Schnitte auf Tafel IV mit dem ganzen Kinde abgebildet, hatte eine Stärke von 15 mm; die zweite auf Tafel V eine von 18 mm, die dritte auf Tafel VI eine von 15, die vierte auf Tafel VII eine von 12, die fünfte auf Tafel VIII eine von 11, die sechste auf Tafel IX eine von 11 mm. Die Scheibe auf Tafel X zeigt den Rest der rechten Uterushälfte. Die Schnitte wurden im Ganzen sehr glücklich geführt; nur beim sechsten Schnitt auf Tafel IX ging die Säge nach oben ab, so dass der Schnitt nicht durch die ganze Länge des Präparates durchgeführt werden konnte. Durch die Zahl der Schnitte wurde es möglich, das Bild, wie es auf Tafel XI vorliegt, durch Construction zu gewinnen. Nur auf der linken Seite gab es keine einzutragenden Einzelmaasse, daher auf dieser Seite der Uteruscontour durch eine punktirte Linie wiedergegeben ist. Ebenso war das Kind durch den Alkohol etwas geschrumpft, so dass der Zwischenraum zwischen Steiss und Placenta etwas grösser wurde als ursprünglich. Der Uterus ragt hinauf bis zum unteren Rand des 2. Lendenwirbels. Genau dieselbe Höhe hat der Uterus auf dem Schnitte Tafel I bei Schroeder, ebenso auf Tafel C bei der Gebärenden, die ich im Supplementheft abgebildet habe. Alle diese Abbildungen zeigen auch keine sehr starke Einbiegung des Uterus durch die dahinter liegende Lendenwirbelsäule.

Bei Waldeyer's Bild reicht der Uterus höher hinauf, bis zur Mitte des 2. Lendenwirbels. Bei der Hochschwangeren, Tafel A und B im Supplement, reicht er über die Höhe des 1. Lendenwirbels hinauf und zeigt eine starke Einbuchtung seiner Rückwand. Bei Chiara liegt sein oberes Ende sogar vor dem unteren Raume des 1. Lendenwirbels; während dasselbe bei Saexinger vor der Mitte des 2. Lendenwirbels zu liegen kommt.

Nach den Messungen von B. Schultze[1] soll der 2. Lendenwirbel die Höhe des Fundus uteri am Ende der Schwangerschaft angeben.

Nach meinen Messungen an Hochschwangeren während des Lebens ist aber die Lage des Uterus in Folge der Nachgiebigkeit seiner Wandungen sehr veränderlich, wie weiter unten noch ausführlich besprochen wird; nicht nur, dass die Körperlage, je nachdem die Personen aufrecht stehen, oder auf dem Rücken liegen, einen wesentlichen Einfluss auf die Uteruslage und Uterusform ausübt; auch die Menge des Fruchtwassers und die Grösse und Lage des Kindes ist nicht ohne Einfluss. Man wird deshalb die Höhebestimmungen nicht zu sehr in's Kleine treiben dürfen. Selbst das vorliegende Material der Gefrierschnitte, die wohl sämmtlich bei Rückenlage des Körpers die Lage der Theile zeigen, und am ehesten vergleichbar sind, zeigt vielfache Differenzen in dieser Beziehung.

Auf der Tafel III hat der nachträglich freigelegte Cervicalkanal eine Länge von 26 mm; bei Schroeder Tafel I höchstens 20 mm. Bei unserem Präparate liegt der äussere Muttermund ziemlich in der Höhe des unteren Symphysenrandes, während der innere die Höhe des oberen Symphysenrandes noch überragt. Bei dem Präparat Schroeder's[2] war der vordere Theil der Cervix, in einer Länge von 37 mm, noch so vollständig erhalten, dass die Umknickung des Cervicalkanals gegen die Uterushöhle rechtwinklig erfolgte und das Verhalten der drüsenreichen Cervicalschleimhaut scharf gegen das der dünnen Deciduaschicht über dem inneren Muttermunde abstach. Ganz anders war das Verhalten des Cervicalkanals auf der hinteren Schnittfläche. Hier war der hintere Theil des Uterus mit der Lippe nach oben und hinten so weit hinaufgezogen, dass die Spitze der hinteren Lippe von der Spitze der vorderen 34 mm sich entfernt hatte. Von der Spitze der hinteren Lippe zum nächstliegenden Theil der vorderen Wand war ein Abstand von 8 mm. An der hinteren Lippe war die Gegend des inneren Muttermundes sehr viel schwieriger zu bestimmen als vorn. Cervicalschleimhaut und Decidua gingen hier ohne Abknickung in einander über. Ihre dicke, von Drüsen durchsetzte Beschaffenheit verlor die Cervicalschleimhaut 32 mm oberhalb der

---

[1] *Wandtafeln* Tab. VI.

[2] a. a. O. Text S. 7.

Lippenspitze; dann folgte eine sehr dünne Schleimhautschicht, die augenscheinlich durch das starke Ausziehen des obersten Theiles der Cervix entstanden war. Der ausgezogene innere Muttermund lag hinten in der Schnittfläche 55 mm über der hinteren Lippenspitze. Durch die Zerrung des Orificium internum an der hinteren Schnittfläche war die Weite des inneren Muttermundes auf 48 mm gediehen.

Das untere Uterinsegment, erkennbar an der dünnen Muskelwand, erstreckte sich vom inneren Muttermund nach aufwärts bis zum Contractionsring 55 mm aufwärts. Das Maass vom äusseren Muttermund bis zum Contractionsring betrug vorn 97 mm, hinten 90 mm, war also annähernd vorn und hinten gleich gross. Bei Schroeder liegen die gleichen Oeffnungen beträchtlich tiefer, zugleich aber auch die Harnblase, welche von der Symphysenfläche aus ihrer ursprünglichen Lage förmlich herabgeglitten ist.

Besonders bemerkenswerth erscheint mir die Richtung des Cervicalkanals. Während derselbe mit der Längsrichtung des Uterus bei Waldeyer einen nach hinten offenen Winkel bildet, ist dieser bei Schroeder, Winter und uns gerade umgekehrt nach vorn offen, so dass der Cervicalkanal nicht nach hinten, sondern ziemlich gerade nach abwärts führt. Hat dies Verhältniss allgemeine Gültigkeit, so steht vor der Geburt der äußere Muttermund höher oben und hinten, ist also für den Untersucher schwerer zu erreichen; rückt aber durch die Geburtsthätigkeit des Uterus und während derselben herab und kommt dadurch dem untersuchenden Finger immer mehr entgegen.

Eine solche Schwellung der Vagina, der Cervix uteri und der äusseren Genitalien in Folge des Venenreichthums, wie sie sich bei der Schwangeren zeigte, die ich im Supplement Tafel A und B abgebildet habe, lag in diesem Falle nicht vor.

Ein so starkes Absetzen der vorderen Muttermundlippe, so wie ich es bei der Hochschwangeren Tafel A und B Supplement, abbilden konnte, und wie es sich ähnlich bei Waldeyer und Schroeder findet, konnte nicht nachgewiesen werden. Doch zeigte sich bei genauerer Untersuchung ein wirkliches scharf begrenztes Absetzen der vorderen Lippe auch an unserem Präparate, wenn auch nur als flache Einkerbung.

Was die Stärke der Uteruswand betrifft, so ist von Berry Hart[1] behauptet worden, dass beim schwangeren Uterus vor der Geburt die

---

[1] *Structural Anatomy of the female pelvic floor.* Edinburgh 1880. p. 15.

vordere und hintere Wand nahezu gleich dick seien. Beim Beginne der Wehen soll aber nach Schroeder das untere Uterussegment dünnwandiger werden. Aus dem vorliegenden Präparate möchte ich keine hierauf bezüglichen Angaben machen, da zwar die Contouren der Uteruswand besonders sorgfältig vom Präparate abgepaust, jedoch vielfach schräg geschnitten sind, so dass eine breite Schnittfläche an sich, wie zum Beispiel an der vorderen Wand über der Symphyse, nicht auch eine grössere Dicke der Wand selbst anzeigt. Ausserdem kommen hierbei auch die zahlreichen spaltartigen Venenlumina in Betracht, die so vollständig wie möglich in die Wand noch nachträglich eingezeichnet worden sind.

Dagegen will ich nicht unterlassen hervorzuheben, ohne die Angaben zu bekritteln, dass die Präparatenbilder von Saexinger und Waldeyer mit den Angaben von Schroeder übereinzustimmen scheinen.

Bei Saexinger zeigt die Wand des Uterus im Grund und Körper überall nahezu gleiche Dicke, nämlich 6 und 5^{mm}. Unterhalb des Promontorium und der Schamfuge sind die Uteruswandungen dünner, besonders vorn, wo sie hinter der Symphyse nur 2, und unterhalb des Promontorium, wo sie nur 3^{mm} dick sind.

Bei Waldeyer messen: die vordere Uteruswand bis zur Handbreithöhe oberhalb des inneren Muttermundes 4—5^{mm}, die hintere Uteruswand in derselben Höhe 8—10^{mm}, nämlich alles, Muskel- und Bindegewebe. Hier in dieser Gegend erschien die Wanddicke am bedeutendsten, doch war die Muskulatur für sich genommen nicht stärker oder kaum stärker als vorn. In der Mitte vorn finden sich 5—6^{mm}, hinten 4—4·5^{mm}, am Fundus 4—5^{mm} Wandstärke.

Der Contractionsring, der bei dem Waldeyer'schen Präparate noch nicht wahrzunehmen war, liess sich deutlich erkennen, Tafel II. Auf dem Schnitte Tafel I, III, IV ist er nicht deutlich zu sehen, dagegen hob er sich sehr klar auf der Innenfläche des leeren Uterus ab. Er zog als stark vorspringende Leiste von dem grossen Venenlumen an oberhalb der Symphyse in der Höhe des Scheitels der Harnblase in der Uterusfläche bis zur hinteren Uteruswand zur Gegend des Promontorium, in der Nackenhöhe des Kindes, ziemlich an gleicher Stelle wie bei dem Präparate auf Tafel C des Supplementes. Ausserdem aber zeigten sich weitere leistenartige Vorsprünge auf der inneren Fläche des Uterus, die mehr der Längsrichtung des Organes folgten und dem Ganzen ein Gepräge verliehen, als ob es sich um ein förmliches Negativ des kindlichen Körpers handelte.

Ich kann also nur Waldeyer beistimmen, wenn er S. 31 sagt, dass der schwangere Uterus sammt seinem Inhalte sich überall den harten und weichen Gebilden seiner Umgebung anschmiege und in seiner Form anpasse, also kein regelmässiges Ovoid darstelle, wie man ihn so oft abgebildet findet. Erst mit dem Beginne seiner Contractionen wird er härter, unabhängiger in der Form von seiner Umgebung und in seiner Gestaltung hauptsächlich durch die Form der umschlossenen Frucht bedingt.

Abgesehen von den Längsleisten zeigt auch die querverlaufende Leiste des sogenannten Contractionsringes keine völlige Continuität, so dass er auch auf den folgenden Schnitten, Tafel V und folgende, nicht deutlich genug hervortritt, trotzdem auf die Stärke der Uteruswand sehr sorgfältig geachtet wurde.

Auch mit der Bestimmung der dort befindlichen grossen Randvene findet man manche Schwierigkeiten. Es gelang mir nicht, mit einem dünnen, biegsamen Zinnstab die Vene rund um den Uterus herum zu verfolgen. Auch an gut injicirten Uterusvenen sah ich nicht immer eine Ringvene sich deutlich aus den übrigen Venen herausheben. Die Grösse des sichtbaren Lumen auf Schnittpräparaten allein ist jedenfalls nicht ein sicherer Beweis für ein grosses Venenlumen, da sich oft scheinbar sehr grosse Lumina finden, wenn die Gefässe schräg getroffen sind.

Die Frucht.

Die Länge des Kindes vom Scheitel bis zum Steiss in seiner zusammengekrümmten Lage betrug 243^{mm}.

Da das Gewicht des frischen Präparates nicht genommen werden konnte, und somit nicht einmal annähernd das wahre Gewicht bestimmbar war, so kann nur aus den Grössenverhältnissen geschlossen werden, dass das Kind kleiner war, als das der Gebärenden, das auf Tafel C Supplement abgebildet ist, welches 3319·2^{g} wog.

Im Uebrigen war es ein wohlgebildetes, wenn auch kleines, doch ausgetragenes Kind, männlichen Geschlechts.

Das Kind befindet sich in zweiter Schädellage, wie der Knabe bei der Gebärenden auf Tafel C Supplement. Die Extremitäten sind in starker Beugelage auf der Vorderseite des Rumpfes, wie fest verpackt, gelegen. Fruchtwasser war nur wenig vorhanden. An der grossen Fontanelle, die direct nach vorn zu liegt, erkennt man, dass der Kopf in Beugestellung zur Brust sich befindet, so dass er mit der Längsaxe des Rumpfes einen stumpfen nach abwärts offenen Winkel bildet, aber ohne Drehung um die Längsaxe. In dem Schroeder'schen Falle war der Kopf des Kindes gegen den Rumpf in einem Winkel von 110° abgeknickt und dabei um ein Unbedeutendes um die Längsaxe so gedreht, dass das Gesicht etwas mehr nach innen gegen das rechte Tub. ileopubicum der Mutter zugewendet war.

Das Constructionsbild Tafel XI, das nach den Schnitten hergestellt wurde, zeigt die Lage des Kindes von vorn her betrachtet. Das Kind ist, wie die Tafeln I, III, V, VI, VII, VIII, IX, X zeigen, ausserordentlich symmetrisch geschnitten. Die Präparate boten so schöne und klare Detailbilder, dass ich es mir nicht versagen konnte, die Abbildung des Einzelnen möglichst genau vorzunehmen, wenn selbst die Resultate für jetzt noch nicht der aufgewendeten Mühe entsprechen sollten und Mancher vielleicht das Ganze als kleinliche Pedantenarbeit bezeichnet. Gleich auf der ersten Tafel erkennt man aus der Symmetrie des Grosshirnschnittes und der Symmetrie der Theile in Brust und Bauchhöhle, dass von einer Drehung des Kopfes, auch von einer Torsion des kindlichen Körpers, wenn man so sagen darf, noch keine Rede ist. Dies Verhältniss ist denn auch auf der Constructionstafel XI möglichst eingehalten worden. Nach den Maassen, wie sie auf den einzelnen Schnitten genommen werden konnten, wurde das Kind hier eingetragen und, um Detailzeichnung zu gewinnen, das Kind mit den Schnitten wieder zusammengefügt mit Hülfe eingeschobener Pappscheiben, die genau die Stärke der Sägeschränkung, also des durch das Sägen erzeugten Defectes hatten.

An dem Präparate von Saexinger erkennt man ein fast gleiches Verhalten in der Stellung des Kindes. Auch hier liegt eine starke Lateralflexion des Kopfes vor, ohne Drehung. Das Hirn ist hier ebenso symmetrisch frontal geschnitten wie bei unserem Präparate. Hingegen zeigen die Schnitte von Schroeder und meine früheren, Tafel C Supplement, eine sehr starke Drehung des Kopfes; ebenso das Kind auf Waldeyer's Tafel, wie auch aus der Beschreibung S. 33 hervorgeht. Der Kopf ist hier so tief in die Beckenenge eingedrungen, dass er, wie das Geschoss in den Spiralzügen des Gewehres, zur Drehung gezwungen wird. Dem entsprechend ist bei rein frontalem Schnitt des Rumpfes Kopf und Hirn schief geschnitten.

Auf Tafel I zeigt der kindliche Körper einen Frontalschnitt des Grosshirns mit dem Balken. Darüber im Gesichtstheile erkennt man die Nasenhöhle mit Septum und Muscheln; ferner im Oberkiefer die Zahnkeime, endlich den harten Gaumen und die Mundspalte. In der Rumpfhöhle nimmt die Leber und die mächtig ausgedehnte Harnblase, mit gut erkennbarem Ausgang der Urethra, hauptsächlich den Raum ein. Das mit dunkelgrünem Meconium gefüllte Colon und Rectum setzte sich scharf gegen die blassen und wenig gefüllten Dünndärme ab, wie dies auch bei meinen früheren Präparaten der Fall war und auch von Waldeyer angegeben wird. Auch auf dem Waldeyer'schen Bilde zeigt sich die fötale Harnblase stark ausgedehnt.

Man sollte meinen, dass bei der geringen Sägeschränkung die auf Tafel III vorliegende Schnittfläche des Kindes der Gegenseite auf Tafel I völlig gleichen müsse, und doch ist dies keineswegs der Fall.

Im kindlichen Hirn sind die Seitenventrikel blossgelegt, die Nasenhöhle ist beträchtlich weiter nach rückwärts getroffen, ebenso die Mundhöhle, welche deutlich Vestibulum oris und Cavum oris mit der Zunge unterscheiden lässt. Wie eng die Extremitäten durch den pressenden Uterus zusammengelegt sind, erkennt man besonders deutlich an dem scharfkantigen Extremitätenschnitte neben der Wange des Kindes. In der Rumpfhöhle setzen sich wieder Colon und Rectum durch Form und Colorit deutlich von den Dünndärmen ab. Die Blase ist in mächtiger Ausdehnung quer geschnitten. Da das vordere Ende derselben in den nächstfolgenden Schnitt zu liegen kommt, so zeigt sich in der Tiefe die 2. Schnittöffnung. Die Darmbeinschaufeln mit dem Kreuzbein sind von besonders schöner Symmetrie.

Auf Tafel V, also 15 mm tiefer geschnitten, zeigen sich die Occipitallappen des Grosshirns mit dem hinteren Horn der Seitenventrikel beiderseits. Dazwischen die Querschnitte des stark angefüllten Sinus sagittalis superior und Sinus quartus; ferner Kleinhirn mit 4. Ventrikel; darunter (auf der Abbildung darüber) das Felsenbein, rechts mit der Schnecke. Im Gesichtstheile liegt der Isthmus faucium mit einem Stück der Uvula frei. Im Rumpfe sondern sich klar Brusthöhle mit Herz und Lungen; durch das Zwerchfell davon getrennt die Bauchhöhle mit Leber, grösseren Darmmassen und mit dem vorderen Abschnitt der Harnblase.

Tafel VI zeigt den Schnitt 18 mm tiefer. In der Bauchhöhle des Kindes liegen Leber, Magen, Milz, und in der Nähe des unteren Rumpfendes die Nieren. In der Brusthöhle hat man die beiden Vorhöfe des Herzens vor sich. Der grössere rechte Vorhof zeigt die Eintrittsstellen der beiden grossen Hohlvenen. Im Septum atriorum markirt sich das Foramen ovale, zwischen Herz und Thymus sieht man die Querschnitte der Aorta und des Ductus arteriosus Botalli. Die Lungen nehmen nur einen sehr kleinen Theil der Thoraxhöhle ein; letztere erstreckt sich auf dem Zwerchfell sehr bedeutend weiter nach abwärts.

An den frontal getroffenen, neben dem Thorax liegenden Schultern sind die Humerusköpfe getroffen, links das Schultergelenk geöffnet. Im Kopfe, der in Folge der starken Vorwärtsbeugung schief von vorn nach hinten geschnitten ist, zeigt sich über den Atlantooccipitalgelenken die geschnittene Medulla, darüber Reste der Kleinhirnhemisphären und durch die Sinus transversi davon getrennt die hintersten Abschnitte der Occipitallappen vom Grosshirn.

Auf Tafel VII ist vom Kopfe des Kindes nichts mehr zu sehen; der Schnitt geht schief durch den Hals. Dagegen zeigen sich die Lungen mit ihren frontalen Schnittflächen in grosser Ausdehnung. Zwischen ihnen liegen Flachschnitte des Oesophagus und der Aorta. Das Zwerchfell, über welchem man in grosser Ausdehnung die leeren Pleuraspalten vor sich hat, ist beiderseits in den Kuppeln geschnitten und bietet der Exspirationsstellung des Thorax entsprechend die Form von zwei fast gleichen Ovalen. Es enthält Leberabschnitte und die Nieren. Die Leber erscheint in Folge ihrer relativen Grösse in beiden Zwerchfellkuppeln auf dem Schnittbilde.

Tafel VIII zeigt das Kind fest umschlossen vom Uterus, nur oben an der Placentarfläche war ein breiterer Spalt vorhanden. Sehr klar hebt sich die Wirbelsäule mit ihren Knochenkernen und Bandscheiben heraus; neben der Wirbelsäule die Lungen, die rechte mit bedeutend grösserer Schnittfläche als die linke. An den Rippen erkennt man die Ursache davon. Die Rippen der linken Seite wurden bedeutend weiter nach hinten getroffen als die der rechten. Die Schnittflächen der Schulterblätter zeigen dagegen wieder fast genau symmetrische Bilder.

Tafel IX und X bieten nicht mehr viel Detail. Man sieht auf Tafel IX noch den Flachschnitt des Spinalkanals mit Wirbel- und Rippenresten. Auf Tafel X liegt der letzte Schnitt des Uterus vor mit der letzten flachen Ausbuchtung seiner Höhle.

Das Bild auf Tafel XI ist durch Construction gewonnen. Es giebt eine Ansicht der Lage des Kindes und den Contour des Uterus von vorn, ohne Perspective. Die Maasse sind aus den einzelnen Schnitten eingetragen und darnach die Zeichnung vollendet. Hier ist ausdrücklich zu bemerken, dass die Lage des Kindes in Folge der Alkoholeinwirkung in den Theilen, die vor der Lendenwirbelsäule liegen, nicht mehr ganz genau stimmt, dass das Steissende des Kindes in Folge der Schrumpfung durch den Alkohol nicht ganz so weit hinaufragt wie ursprünglich, so dass der Raum zwischen Placenta und Steiss etwas grösser erscheint.

In der kritischen Betrachtung der gefrorenen Durchschnitte betont Schroeder,[1] dass man sich bei der Verwerthung derselben für normale Verhältnisse an den Lebenden vor zwei Fehlerquellen besonders zu hüten habe. Erstens dürfe man nicht pathologische und individuelle Bildungen als Norm ansehen, und zweitens sei zu beachten, dass Leichenerscheinungen das normale Bild in verschiedenem Grade mitunter sehr stark beeinflussen können. Schroeder hätte noch weiter gehen können. Nicht nur gefrorene Durchschnitte, sondern überhaupt anatomische Präparate sind nicht so ohne Weiteres im Ganzen und Einzelnen klinisch zu verwerthen. Ich habe das wiederholt und so deutlich wie möglich ausgesprochen, dass ich eigentlich gar nicht nöthig hätte, auf diese Sache wieder zurückzukommen. Es scheint aber doch wünschenswerth zu sein, diesen an und für sich selbstverständlichen Satz wiederholt zu betonen, da ich noch in letzter Zeit bei einer Controverse über die Lage des Herzens hervorheben musste, wie sorgfältig die Zustände in der Bauch- und Brusthöhle am Cadaver zu beachten sind. Ein Exspirationsstand der Lungen, wie er im Tode stattfindet, kommt im Leben nicht vor. Daher steht beim Cadaver das Zwerchfell und das Herz abnorm hoch. Eine Auftreibung der Därme durch Fäulnissgase muss ebenso abnorme Dislocationen im Abdomen bedingen. So gross daher der Nutzen ist, den der Schroeder'sche Durchschnitt gebracht hat und bringen wird, darf doch nicht verschwiegen werden, dass die übermässige Auftreibung des Magens durch Fäulnissgase bei einer detaillirten Lagebestimmung der Nachbarorgane berücksichtigt werden muss. Auch will ich bei dieser Gelegenheit beiläufig erwähnen, dass am 12. Brustwirbel die Bezeichnung 1. Lendenwirbel angebracht ist. Da im Texte nichts darüber bemerkt wird, und doch die Wirbel genau nach der Natur gezeichnet zu sein scheinen, so muss ein Wirbel gefehlt haben. Dies verhindert eine detaillirte Beziehung der Lage einzelner Organe auf die Wirbelsäule in hohem Grade. Zwar vermisst man die Keilform der Bandscheibe, sowie die Prägnanz

[1] a. a. O. Text S. 15 ff.

des Winkels am Promontorium, jedoch lässt sich aus den dünnen Bandscheiben des Kreuzbeins die Stelle des Promontoriums erkennen.

Die Nachgiebigkeit der Uteruswand beim Cadaver veranlasste Schroeder, an der horizontal gelagerten Leiche den Fundus Uteri durch Kissen in der Medianlinie zu fixiren. Ich habe dies an unserem Präparate nicht gethan und zwar absichtlich nicht, um nicht irgend einen künstlichen Einfluss von aussen her auf die Lagerung der Theile auszuüben. Ich beabsichtigte eben nur ein möglichst genaues topographisches Bild bei horizontaler Rückenlage des Cadavers zu geben. Und aus diesem Grunde unterliess ich auch jegliche Injection, so dass es dadurch möglich ward, den Leichnam noch im frischesten Zustande zum Gefrieren zu bringen.

Es muss also den Gynäkologen überlassen bleiben, das anatomische Bild klinisch zu verwerthen und an den Befunden beim Cadaver die Correcturen anzubringen, um die Verhältnisse auf den lebenden Körper übertragbar zu machen. Soviel aber steht fest, dass in erster Linie die Untersuchung am Cadaver vorzunehmen ist. Erst wenn hier genau die Lage der einzelnen Theile festgestellt ist, kann mit Erfolg vom Kliniker weiter construirt werden.

Die grosse Beweglichkeit und Nachgiebigkeit des schwangeren und nicht schwangeren Uterus veranlasste mich schon früher in Gemeinschaft mit einem erfahrenen Gynäkologen, Collega Ahlfeld, Untersuchungen an der lebenden Frau anzustellen und zu bestimmen, in wie weit die Lage und Form des Uterus abhängig ist von der Haltung des Körpers. Da diese Messungen unbeachtet geblieben sind, wie es bei Arbeiten zu gehen pflegt, die in Universitätsprogrammen[1] niedergelegt sind, so will ich die damals ausgeführten Messungen hier nochmals erwähnen. Die Messungen, in Centimetern angegeben, waren folgende:

1. Sch., zum ersten Male schwanger, befindet sich bei Vornahme der Messungen im 8. Monat. Das Kind liegt in der 1. Schädellage. Das Becken etwas weniger als normal geneigt. Die Entfernung der beiden Spinae ilei beträgt $19^1/_2$, die der Cristae ilei $25^3/_4$, der Trochanteren 30, die Conjugata externa hatte $18^1/_2$. Die Circumferenz des Leibes an der stärksten Prominenz, die sich in der Höhe des letzten Lendenwirbels fand, betrug im Stehen 86·8; bei genau horizontaler Rückenlage 82·3. Die directe Entfernung des Proc. spinosus des

[1] *Bose'sches Universitätsprogramm.* Leipzig, Edelmann. 1872.

letzten Lendenwirbels von den vorderen Bauchdecken in horizontaler Ebene (Bauchtiefe) betrug beim Stehen 27·9, beim Liegen 22·5. Die Länge des Uterus, vom oberen Rande der Symphyse bis zum höchsten Punkte des Fundus gemessen, hatte beim Stehen 21·2, beim Liegen 24·6. Die directe Entfernung des Proc. spinosus des letzten Lendenwirbels vom höchsten Punkte des Fundus (Schräge Distanz) betrug beim Stehen 23·8; beim Liegen 20·3. Der Uterus wich in der Rückenlage um 5^{cm} nach links ab; die Höhe wurde auf die Mittellinie übertragen, um von da aus zu messen.

---

2. B. 1 p. 2. bis 3. Schädellage. Mitte des 10. Monats. Die Beckenmaasse in gleicher Reihenfolge sind: $25^1/_4$, 29, $33^3/_4$, $20^1/_4$.

Circumferenz des Leibes	im Stehen		98,	im Liegen		$90^1/_2$,
Bauchtiefe	,,	,,	32,	,,	,,	$23^1/_2$,
Länge des Uterus . .	,,	,,	24,	,,	,,	25,
Schräge Distanz . . .	,,	,,	27·2,	,,	,,	23·5.

Der Uterus war in der Rückenlage 7·7 nach links abgewichen.

---

3. H. 1 p. 2. bis 3. Schädellage. 2. Hälfte des 10. Monats. Beckenmaasse: 23, $28^1/_2$, $30^1/_2$, $19^1/_2$.

Circumferenz des Leibes	im Stehen		98,	im Liegen		90·6,
Bauchtiefe	,,	,,	31·2,	,,	,,	25·5,
Länge des Uterus . .	,,	,,	26·5,	,,	,,	27·6,
Schräge Distanz . . .	,,	,,	27·5,	,,	,,	23·5.

Uterus in der Rückenlage 6·5 nach rechts abgewichen.

---

4. Hd. 1 p. 2. Schädellage. Mitte des 9. Monats. Beckenmaasse: $24^1/_2$, 28, 31, $19^1/_2$. Neigung bedeutend geringer.

Circumferenz des Leibes	im Stehen		90,	im Liegen		83·2,
Bauchtiefe	,,	,,	27·6,	,,	,,	21·6,
Länge des Uterus . .	,,	,,	21·2,	,,	,,	24·2,
Schräge Distanz . . .	,,	,,	24·5,	,,	,,	20·6.

In der Rückenlage Uterus nach rechts 9·7 abgewichen.

5. W. 1 p. 3. Schädellage. 1. Hälfte des 9. Monats. Beckenmaasse: $17^3/_4$, $24^3/_4$, 28, 19.

Circumferenz des Leibes	im Stehen	94·5,	im	Liegen	88·25,
Bauchtiefe	„	„ 31·1,	„	„	24·6,
Länge des Uterus . .	„	„ 18·5,	„	„	21·6,
Schräge Distanz . . .	„	„ 29·5,	„	„	24·0.

Der Uterus bleibt in der Rückenlage in der Mitte liegen.

---

6. E. 1 p. 1. Schädellage. 1. Hälfte des 10. Monats. Beckenmaasse: $21^1/_2$, $27^1/_2$, $31^1/_2$, 18.

Circumferenz des Leibes	im Stehen	98·0,	im	Liegen	91·2,
Bauchtiefe	„	„ 30·2,	„	„	24·0,
Länge des Uterus . .	„	„ 21·7,	„	„	26·2,
Schräge Distanz . . .	„	„ 26·7,	„	„	22·0.

Der Uterus bleibt in der Rückenlage in der Mittellinie liegen.

---

7. N. 1 p. 4. bis 1. Schädellage. Anfang des 10. Monats. Beckenmaasse: 24, $30^1/_2$, $32^1/_2$, 19. Neigung normal.

Circumferenz des Leibes	im Stehen	98·0,	im	Liegen	92·0,
Bauchtiefe	„	„ 30·6,	„	„	25·2,
Länge des Uterus . .	„	„ 22·5,	„	„	22·5,
Schräge Distanz . . .	„	„ 28·1,	„	„	23·5.

Der Uterus weicht bei der Rückenlage nach rechts ab. Aus der Längslage des Kindes (4. bis 1. Schädellage) wurde Schieflage, der Kopf kam in die linke Darmbeinschaufel zu liegen.

---

8. Wd. 2 p. 3. Schädellage. Ende des 10. Monats. Beckenmaasse: 23, 29, $32^1/_2$, 20. Geringer Hängebauch.

Circumferenz des Leibes	im Stehen	101·9,	im	Liegen	91·0,
Bauchtiefe	„	„ 30·6,	„	„	23·7,
Länge des Uterus . .	„	„ 21·2,	„	„	24·5,
Schräge Distanz . . .	„	„ 28·4,	„	„	21·4.

Der Uterus ist in der Rückenlage 3^{cm} nach rechts abgewichen.

9. Hr. 2 p. 3. Schädellage.

Circumferenz des Leibes	im Stehen		95·0,	im Liegen		87·5,
Bauchtiefe	„	„	29·7,	„	„	23·2,
Länge des Uterus . . .	„	„	21·7,	„	„	25·6,
Schräge Distanz . . .	„	„	27·2,	„	„	18·9.

Der Uterus bleibt in der Mittellinie liegen.

---

10. G. 2 p. 4. Schädellage. Anfang des 10. Monats. Beckenmaasse: 22, 27, $31^1/_2$, 19. Neigung etwas geringer als normal.

Circumferenz des Leibes	im Stehen		97·3,	im Liegen		90·5,
Bauchtiefe	„	„	30·7,	„	„	25·3,
Länge des Uterus . .	„	„	28·6,	„	„	26·5,
Schräge Distanz . . .	„	„	27·8,	„	„	24·2.

Der Uterus weicht in der Rückenlage 15 cm nach rechts ab.

---

11. Wr. 2 p. 2. Schädellage. Ende des 10. Monats. Beckenmaasse: 25, 29, $33^1/_4$, $20^1/_2$.

Circumferenz des Leibes	im Stehen		95·5,	im Liegen		87·0,
Bauchtiefe	„	„	31·0,	„	„	24·0,
Länge des Uterus . .	„	„	21·0,	„	„	23·0,
Schräge Distanz . . .	„	„	28·6,	„	„	22·8.

Der Uterus ist in der Rückenlage 2·8 cm nach links abgewichen.

---

12. F. 2 p. 1. Schädellage. Anfang des 9. Monats. Beckenmaasse: 25, 30, 32, 20. Neigung etwas geringer.

Circumferenz des Leibes	im Stehen		105·5,	im Liegen		96·8,
Bauchtiefe	„	„	30·9,	„	„	20·2,
Länge des Uterus . .	„	„	17·5,	„	„	22·1,
Schräge Distanz . . .	„	„	29·6,	„	„	20·2.

Der Uterus ist in der Rückenlage 3 cm nach rechts abgewichen.

Aus diesen Messungen, die wohl zahlreich genug sind, lassen sich folgende Resultate ableiten:

1. Der hochschwangere Uterus bildet vor der Geburt, ehe die Wehenthätigkeit beginnt, eine weiche, in seinen Formen veränderliche Masse.

2. Bei der horizontalen Rückenlage legt sich der Uterus auf die Wirbelsäule auf und nimmt im Längendurchmesser zu.

3. Der Uterus legt sich bei dieser Körperhaltung oft schief, als ob er von der Convexität der Lendenwirbelsäule herabglitte, und zwar in grösserem Maasse bei solchen, die bereits früher Schwangerschaften durchgemacht haben und in Folge dessen schlaffe Bauchdecken besitzen, als bei solchen, die sich in der ersten Schwangerschaft befinden und straffe Bauchdecken haben.

4. Beim Aufrechtstehen stützt sich der Uterus vorn auf die Bauchdecken, wölbt diese stärker vor, macht also den Tiefendurchmesser des Körpers grösser; vermehrt aber auch zugleich den Umfang des Leibes in der gleichen Höhe.

5. Die Lage des Uterus und seine Form ist demnach wechselnd je nach der Position des Körpers.

6. Der Proc. spinosus des letzten Lendenwirbels liegt fast stets in der Höhe der grössten Prominenz des Leibes.

Dieser letzte Befund steht in Uebereinstimmung mit den Bildern im Supplement, mit den vorliegenden Tafeln, auch mit den Schnitten von Waldeyer, Saexinger und Schroeder, wenn man die Auftreibung des Magens durch Fäulnissgase abrechnet. Ich hoffe, dass diese Messungen den Gynäkologen eine Unterlage geben, auf der sie die wichtigen Constructionen der Uteruslage aus den anatomischen Leichenbefunden ausführen können.

Ich füge hier noch das Bild von Schroeder (s. S. 27) ein, zur Vergleichung mit dem von mir gewonnenen Constructionsbilde auf Taf. XI.

Nicht nur für den hochschwangeren Uterus, sondern auch für den nicht schwangeren oder wenigstens in einer früheren Schwangerschaftsperiode befindlichen Uterus verlangt Schroeder zur Lagebestimmung die Berechnung der cadaverösen Einflüsse. Er sagt,[1] nur aus den cadaverösen Veränderungen sei es zu erklären, dass die allgemeine Angabe der Gynäkologen, der Uteruskörper liege normaler Weise nach vorn, dem Befund der Anatomen, dass er nach hinten liege und zwischen ihm und Mastdarm im Douglasraum keine Darmschlingen gefunden werden, gegenüberstehe. Unter den Anatomen sind es eigentlich nur Kölliker und Rüdinger, welche eine Vorwärtslagerung des Uterus zulassen. Es sei Thatsache, dass in der Regel bei den Cadavern

[1] a. a. O. S. 15.

der Uterus in Retroposition gefunden wurde, aber auch Thatsache, dass normaler Weise an der lebenden Frau der Uterus nach vorn liegt; es müsste also nach den Gründen gesucht werden, weswegen der

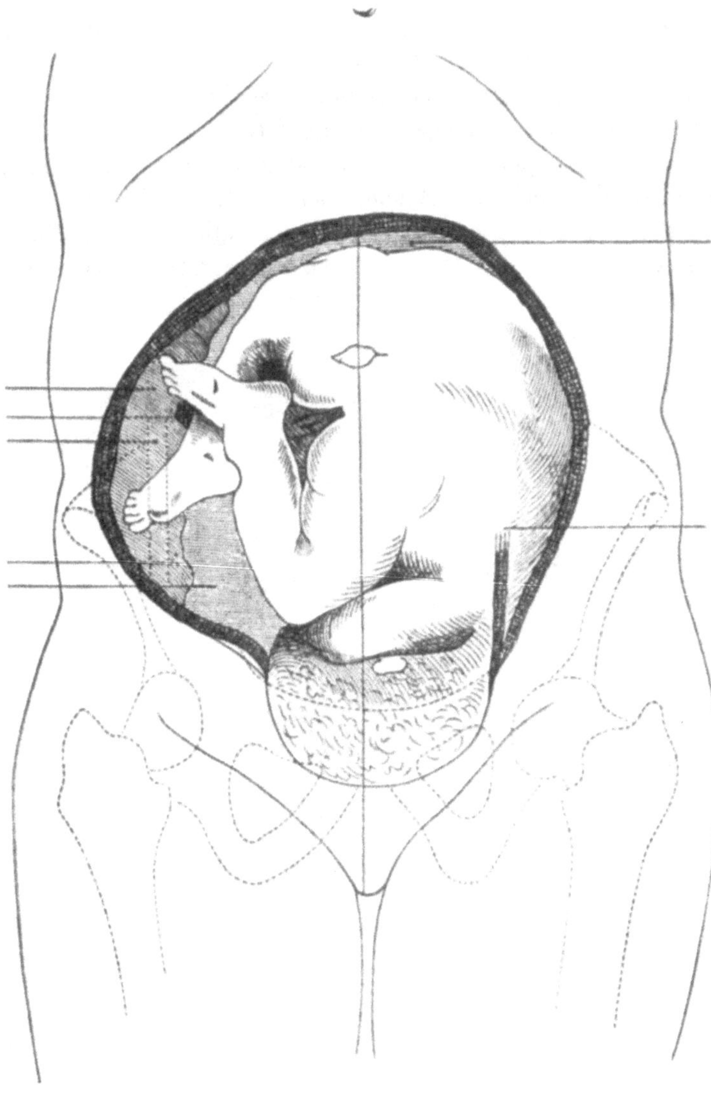

Uterus nach dem Tode seine Lage ändere. Schroeder findet die Ursache davon in dem Verhalten der Uterusbänder und den Gefässen. Bei injicirten Leichen findet man auch, wie His angab, den Uteruskörper anteflectirt. Die Retroflexion des im 2. Monate schwangeren Uterus, den ich geschnitten und abgebildet habe, sei pathologisch.

Hierzu habe ich nur wenig zu bemerken, da schon bei Tafel II des *Atlas* (3. Auflage) das Nöthige gesagt ist. Ist der Uterus flexibel zwischen Corpus und Cervix, so wird er seine Lage ändern müssen, nicht nur nach der Haltung des Körpers, je nachdem sich derselbe in Rückenlage oder aufrechter Stellung befindet, sondern auch nach der Füllung der Blase und des Rectum. Dies ist zu berücksichtigen sowohl bei der Lagebestimmung am Cadaver wie an der Lebenden. Natürlich werden auch die Bänder sich im Leben anders verhalten als im Tode. Ebenso die Gefässe. Einen pathologischen Fall habe ich nicht geschnitten, das Uterusgewebe zeigte sich durchaus normal.

II

Geburtshülflicher Theil.

Beiträge zur Lehre vom Geburtsmechanismus.

Von

Paul Zweifel.

Das Präparat stammt von einer 28jährigen Person, welche kurz nach dem Eintritt in die Klinik an den Folgen eines Herzfehlers starb. Das betreffende Mädchen erhielt das übliche Reinigungsbad von gewöhnlicher Wärme. Nach dem Verlassen der Wanne wurde sie von einer tiefen Ohnmacht überfallen, mit allen Zeichen einer hochgradigen Compensationsstörung des Herzens. Sie stand im 10. Monate der Schwangerschaft, und wenn sie auch vorher etwas geklagt und schon länger geschwollene Beine gehabt hatte, so war doch der Zustand nach dem Bade unerwartet rasch bedrohlich geworden. Der sofort hinzugerufene Abtheilungsarzt fand die Kranke in hochgradigster Dyspnoë (Orthopnoë), zu welcher sich bald Lungenödem mit blutig-serösem Auswurf gesellte. Alle dargereichten Analeptica, Wein, Aether, Campher, Kaffee, Senfteige, auch ein Aderlass vermochten den bedenklichen Zustand nicht zu bessern, und in der darauffolgenden Nacht, frühmorgens 4 Uhr 20 Minuten, starb die Kranke, nach kurzer, nur 20 Minuten langer Agone. Da die kindlichen Herztöne schon vor dem Beginn der Agone erloschen waren, unterblieben sowohl Entbindungsversuche als auch die Sectio caesarea in moribunda sive post mortem.

Da die Betreffende am Tage des Eintrittes genau untersucht und der Befund niedergeschrieben wurde, so ist es von Interesse, das Ergebniss der Section mit jenem zu vergleichen.

Das Mädchen hatte in der Jugend die Masern durchgemacht, von anderen Krankheiten war sie verschont geblieben. Das Gehen lernte sie im Laufe des zweiten Jahres und bekam die Menstruation zum ersten Male mit 18 Jahren. Diese hielt drei Tage an, kehrte alle drei Wochen wieder, war niemals schmerzhaft. Im 26. Jahre überstand sie angeblich eine Blasenrose und einen Lungenkatarrh.

Die letzte Menstruation bemerkte sie Mitte Juni 1888 und gab als Zeitpunkt der Conception, bezw. der Cohabitation Mitte Mai an. Wann die Kindesbewegungen zum ersten Male bemerkt wurden, weiss sie nicht anzugeben.

Der Status praesens vom Nachmittag des 10. Januar 1889 ergab folgendes:

Die Körperlänge im Stehen betrug 149 cm, das Körpergewicht 56 kg oder 112 Pfund, die Muskulatur war schlaff, das Knochengerüst kräftig, doch ohne Zeichen von Rhachitis, das Fettpolster sehr gering. Ueber den Lungen waren überall trockene, pfeifende Ronchi, über der Valvula mitralis ein systolisches Geräusch hörbar. Durch die Percussion war eine Hypertrophie des rechten und linken Ventrikels nachzuweisen.

Es wurde eine Mitralinsufficienz mit Compensationsstörung schon bei der Aufnahme der Schwangeren diagnosticirt.

Die Brüste waren grösser als gewöhnlich, schlaff, hängend mit mässigen Dehnungsstreifen, das Fett spärlich, die Drüsensubstanz gut entwickelt und strotzend, der Warzenhof breit prominirend, die secundäre Areola leicht angedeutet (die Schwangere war Blondine). Die Glandulae lactiferae aberrantes waren stark pigmentirt, die Warzen klein, doch gut abgesetzt. Auf leichten Druck entleerte sich Colostrum. Der Leib war stark vorgewölbt, die Mittellinie nur wenig über den Nabel hinaus pigmentirt, der Nabel selbst nicht hervorstehend. Die Streifen der Bauchhaut waren breit, von blass rosenrother Farbe und über den ganzen Unterleib verbreitet, die Bauchdecken straff gespannt.

Die Gebärmutter zeigte Birnform und drängte die Bauchdecken so stark vor, wie sie es sonst nur unter den Wehen zu thûn pflegt. Die grössere Resistenz, also der Rücken des Kindes, befand sich in der rechten Seite der Mutter, die kleinen Theile links oben, der Kopf des Kindes im Beckeneingang.

Der Beckenumfang betrug 81·5 cm, die Entfernung zwischen den beiden

Spinae ant. sup. ossis ilei	23·0 cm
Cristae ossis ilei	27·0 „
Trochanteres femoris	31·5 „
Conjugata externa	19·75 „

Die äusseren Genitalien waren fettarm, ohne Varicen, der Mons Veneris vorgewölbt, das Frenulum und der Hymen zwar eingerissen, aber noch als Lappen erkennbar, der Damm breit und elastisch.

Bei der inneren Untersuchung zeigte sich die Scheide weit, faltig, nicht granulirt, als vorliegender Theil der Kopf, im Beckeneingang stehend, schwer beweglich, die Portio vaginalis erhalten, in gewöhnlicher Weise verkürzt, nach hinten und unten gerichtet. Der Muttermund war gerade für die Kuppe des Fingers eröffnet, rund, sein Saum dünn, ohne Narben, dagegen mit einzelnen Ovula Nabothi besetzt, der Mutterhals nicht durchgängig.

Der Leibesumfang mass in der Rückenlage bei Exspirationsstellung 95—96 cm, der Fundus uteri stand vier Querfinger breit über dem Nabel, die Entfernung des Nabels von der Symphyse betrug 22 cm, des Fundus uteri von der Symphyse mit dem Bandmaass 29 cm, mit dem Tasterzirkel gemessen 17·5 cm, von der Symphyse zum Proc. xyphoid 42 cm. Der Schenkelumfang senkrecht zur Femuraxe genau in der Schenkelbeuge gemessen betrug 44 cm.

Die Herztöne des Kindes waren rechts unten am Abdomen, 134 in der Minute zu hören, kein Nabelschnurgeräusch; Uteringeräusch rechts sehr deutlich.

Der Urin war eiweissfrei, der Puls frequent und klein, die Temperatur 37·2° C.

Es handelte sich also um eine Erstgeschwängerte mit einem kleinen, aber ihrer Körpergrösse (nur 149 cm) durchaus proportionalen Becken, die noch nicht ganz am Ende der Schwangerschaft stand. Das Kind befand sich in zweiter Hinterhauptslage und war schon vor der Agone der Mutter abgestorben.

Aus der anatomischen Beschreibung, welche mein verehrter Freund, College Braune, für die Durchschnitte bearbeitet hat, können wir zur weiteren Begründung, dass es sich zwar um ein kleines, jedoch vollkommen normales Becken gehandelt hat, die Messungen der Conjugata vera herausgreifen. Am frischen Präparat gemessen, betrug die Conjugata vera anatomica, d. h. die Entfernung vom oberen scharfen Rande der Symphyse bis zum Promontorium 111·5 mm, die kürzeste Linie zwischen Vorberg und Symphyse 108 mm.

Die übrigen Maasse betrugen: die Conjugata diagonalis vom Lig. arcuatum bis zum Promontorium 125 mm, die Höhe der Symphyse 52 mm, die Entfernung vom unteren Rande derselben bis zur Steissbeinspitze 101·5 mm, von der Mitte der Symphyse bis zum Knickungswinkel des dritten Kreuzbeinwirbels, also der gerade Durchmesser der Beckenweite 132 mm.

Um die Grösse des Beckens noch eingehender beurtheilen und mit den anderen bekannt gewordenen Gefrierschnitten vergleichen zu können, stellen wir in umstehender Tabelle die Maasse übersichtlich zusammen.

Um aus dem Präparat sowohl für die Anatomie als die Geburtshülfe möglichst viel Gewinn zu ziehen, wurde zuerst ein Durchschnitt genau in der Sagittalebene ausgeführt. Derselbe gelang in mustergültiger Weise. Es wurde die Lage desselben vom Collegen Braune genau nach der Natur in die Uebersicht der Schnitte eingetragen.

Nunmehr wurde die rechte Körperhälfte zu einer Reihe von der Sagittalebene parallelen Schnitten verwendet, welche der Reihe nach in den einzelnen Tafeln naturgetreu wiedergegeben sind.

Für die linke Körperhälfte bestand die Wahl, frontale Schnittreihen oder Schnitte in der Richtung der Beckeneingangsaxe oder in noch anderer Weise anzulegen, oder aber den halben Rumpf in seiner Gesammtheit zu erhalten.

Es war wesentlich das Interesse des Unterrichts, ein Präparat zur Demonstration zu gewinnen, was die Anlage von Serienschnitten verbot. Dadurch war nun freilich die topographische Bestimmung der einzelnen Muskeln nicht mehr in derselben Weise wie in den Schnittreihen möglich. Aber die Bestimmung des Beckenraumes, welche gerade für die Lehre vom Geburtsmechanismus den grössten Werth hat, ist auch bei Erhaltung der linken Körperhälfte möglich gewesen.

	Das vorliegende Präparat von Braune und Zweifel mm	Braune I. Präparat Gravida mit engem Becken mm	Waldeyer Gravida X Mens. mm	Schroeder[2] V. Para. I. Geburtsperiode. Beginn der Eröffnung mm	Saexinger I. Para. Beginn der Eröffnungsperiode mm	Winter Beginn der Eröffnung von Tafel III entnommen mm	Braune II. Präparat I. Para. Eröffnung des Muttermundes vollendet mm	Chiari Austreibungsperiode mm	Barbour Austreibungsperiode Tafel II mm	Chiara Fall von Selbstentwickelung mm
1. Conjugata vera anatomica, d. i. Entfernung von der oberen Spitze der Symphyse bis zum Promontorium	111·5	95	120	—	103	119	117	—[3]	123	103
2. Conjugata vera obstetricia, d. i. die kürzeste Linie zwischen dem inneren oberen Rande der Symphyse und dem Promontorium	108	92	107	—	93	112	109	—	115	92
3. Conjugata diagonalis vom Lig. arcuatum aus gemessen	125	118	127	—	119	135	145	—	133	110
4. Differenz zwischen Conjugata vera obstetricia und Conjugata diagonalis . . .	17	26	20	—	26	23	36	—	18	18
5. Höhe der Symphyse, der Knorpel mitgemessen	52	51	50	—	52	46	56	—	52	44
6. Winkel der Axe der Symphyse zur Conjugata vera	90	76	90°	—	83°	83°	74°	—	90°	90°
7. Entfernung vom unteren Rande der Symphyse zur Steissbeinspitze . .	101·5	103·5	—[1]	—	98	97	98·5	—	82·5	—[3]
8. Entfernung von der Mitte der Symphyse zum Knick des dritten Kreuzbeinwirbels .	132	112	—[1]	—	118	137	126	—	139	112
9. Entfernung vom Promontorium zur Steissbeinspitze	114	114	—[1]	—	113	115	133	—	120	—[3]

[1] Nicht zu messen wegen der Fractur des Kreuzbeines.
[2] Die Maasse sind aus der Zeichnung nicht zu entnehmen, weil der Schnitt die Mitte der Wirbelsäule nicht getroffen hatte.
[3] Nicht auszumessen, weil der Schnitt nicht genau die Mitte traf.

Diese linke Rumpfhälfte wurde nach dem naturgetreuen Abpausen der Sagittalschnittfläche (Tafel I) in gefrorenem Zustand in 96 % igen Alkohol gelegt und darin möglichst rasch gehärtet. Es musste dies schon aus dem Grunde geschehen, weil die Weichtheile im gefrorenen Zustand nur auszumeisseln gewesen wären.

Form und Stellung des Uterus und des Kindes auf dem Sagittaldurchschnitt (Tafel I).

Der erste Blick auf den Sagittaldurchschnitt zeigt, dass sich der Uterus in die Axe gestellt hatte. Es ist die Axe des Beckeneingangs gemeint und steht die Mittellinie des Uterus und des Kindes genau in der Verlängerung der Beckeneingangs-Axe. Der Kopf ist ziemlich stark in das Becken eingetreten, er war schon am Nachmittag bei der Aufnahme der Schwangeren im Becken zu fühlen. Wie tief ist leider nicht genau angegeben worden. Im frischen Präparat und in den getreu nach den natürlichen Verhältnissen gezeichneten Tafeln ragt der Kopf mit seiner grössten Wölbung, bez. mit der am tiefsten stehenden Stelle — hier die Scheitelhöhe, weil der Kopf stark gebeugt ist — 65^{mm} unterhalb die Ebene der Conjugata vera und steht diese Stelle. also die Scheitelhöhe, nur noch $0 \cdot 5^{cm}$ über der Ebene der Beckenenge. Es ist nur noch die Dicke der Cervicalwand zwischen Scheitelhöhe und Beckenenge.

Der grösste Umfang des Kopfes, welcher für die Drehungen desselben in Betracht kommt, befindet sich in der Mitte des oberen Beckenraumes, etwa in der Höhe einer Linie, die von der Mitte der Symphyse zum unteren Rand des ersten Kreuzbeinwirbels zu ziehen ist. Der grösste Umfang des Kopfes steht also unter der Ebene des Beckeneinganges.

Unwillkürlich muss man Angesichts des tiefen Kopfstandes fragen: hat die Betreffende Wehen gehabt?

Wehen, von denen das Mädchen irgend etwas verspürt und uns gesagt hätte, waren nicht vorhanden.

Eine erhebliche, länger dauernde Uterinthätigkeit ist schon dadurch auszuschliessen, dass der Cervicalkanal in ganzer Länge erhalten ist und von einem Contractionsringe keine Andeutung besteht, vielmehr die Uterusmuskulatur ringsum die gleiche Dicke besitzt. Auch die Stellung des Uterus kann nicht als Folge von Contractionen angesehen werden, da schon im Befundbericht angegeben ist, dass der Leib stark vorgewölbt war.

Dagegen ist die Leichenstarre ganz allein im Stande, Uteruscontractionen auszulösen und durch diese und die Starre der Bauchmuskeln bedeutende Verschiebungen des Kindes zu Stande zu bringen. Diesem Umstand werden wir wohl mit Recht das Tiefrücken des ganzen Fruchthalters zuschreiben.

Die Ausmessung des Beckens in den einzelnen Ebenen.

Zum Zweck der Grössenbestimmung des halben Beckenraumes wurde die linke Rumpfhälfte in einen Gypsklotz gelegt und darin fixirt. Auf dem Sagittalschnitt wurden die zu messenden Beckenebenen durch gespannte Fäden bezeichnet und die Geräumigkeit der halben Beckenhöhle dadurch bestimmt, dass die Entfernung von der Sagittalfläche in Abständen von je 1 cm mit grösstmöglicher Genauigkeit gemessen wurde.

Es giebt Tafel XI, Fig. II über die Art der Messung den besten Aufschluss. Die 4 Ebenen, deren Geräumigkeit bestimmt werden sollte, waren:

1. die Ebene der Conjugata vera,
2. die Ebene des Beckeneinganges bez. der Linea innominata, welche mit der erstgenannten einen kleinen Winkel bildet und hinten etwas tiefer liegt,
3. die Beckenweite im Sinn der alten Autoren, d. h. von der Mitte der Symphyse bis zum Knick bezw. der Mitte des 3. Kreuzbeinwirbels,
4. Die Beckenenge vom unteren Rand der Symphyse bis zur Spitze des 5. Kreuzbeinwirbels und
5. endlich eine Ebene, welche von Hodge zweite Parallele, von J. Veit Hauptebene des Beckens genannt worden ist.

Es hat ganz besonders Hegar auf diese Ebene aufmerksam gemacht.

Wir haben schon oben ausgesprochen, dass zum Zweck der Erhaltung eines werthvollen Lehrgegenstandes die Durchsägung des Beckens in der Richtung dieser Ebenen unterblieb. Um unter diesen Verhältnissen möglichste Genauigkeit für die Ausmessung zu erzielen, wurde der Gypsklotz so lange gestützt, bis die Ebene des Sagittalschnittes horizontal lag und nun in Abständen von je 1 cm ein Senkel mit scharfer Spitze in den Beckenraum gesenkt und die Abstände bis zu den Muskeln und später bis zur Beckenwand wiederholt auf das Sorgfältigste gemessen.

Es wurde also die linke Beckenhälfte mit Hülfe eines Coordinatensystems ausgemessen, wobei der über die Sagittalebene gespannte Faden die Abscissenaxe, die senkrechten Abstände von ihr bis zur Beckenwand bez. zu den Beckenweichtheilen die Ordinaten darstellen. Die so gefundenen Hälften der Beckenebenen wurden in natürlicher Grösse zu Papier gebracht und hier graphisch durch Hinzufügen der anderen Hälfte ergänzt.

Die Messung der einzelnen Beckenebenen.

Die Figuren I, II, III, IV auf Tafel XII geben die Form dieser Ebenen in natürlicher Grösse und zu gleicher Zeit die Geräumigkeit des Beckens mit der Muskelauskleidung und ohne dieselbe an. Vor dem Ausmessen des Beckens wurden Kind und Uterus entfernt. Weil die Messungen an einem in Spiritus gehärteten Präparat vorgenommen wurden, sind die Muskeln und das Bindegewebe geschrumpft.

Die Dicke der Muskeln fällt dadurch geringer aus als am Gefrierdurchschnitt. Jedenfalls kann der Einfluss, den die Weichtheile auf die Raumbeschränkung des Geburtscanales im Leben ausüben, nicht geringer in Anschlag gebracht werden, als die Muskeldicke des Spirituspräparates, weil der Druck während des Gebäractes keine stärkere Verdünnung der Weichtheile erzielen wird. Um so einwandsfreier werden die Schlüsse sein, welche man aus den gewonnenen Zahlen auf den Mechanismus der Geburt ziehen kann.

Der Beckeneingang ist nur von einer schmalen Zone von Weichtheilen ausgekleidet, vorn ist gar keine Muskelschicht vorhanden, seitlich und nach hinten der Bauch des m. ileo-psoas, der jedoch auch hier nur ca. $^1/_2$ cm dick war. Wenn wir diese Zahl mit dem von J. Veit publicirten Durchschnitt des Beckens vergleichen (siehe dort Tafel II), so scheint ein kaum erklärlicher Unterschied zwischen den beiderlei Angaben zu bestehen. J. Veit hat jedoch seine Durchschnitte an einem nichtschwangeren, weiblichen Körper ausgeführt und einen derselben durch die Ebene der Conjugata vera gelegt, welche, besonders hinten, nicht unbeträchtlich über der Ebene der Linea innominata liegt. Deswegen sind viel breitere Schichten des m. ileo-psoas getroffen. Sicher waren auch die Muskelfasern durch den schwangeren Uterus in unserem Präparat an und für sich etwas platt gedrückt.

Die schrägen Durchmesser konnten auf dem halben Beckendurchschnitt nie direct, sondern nur aus der graphisch vervollständigten Figur gemessen werden, und überdies leiden dieselben in der Beckenweite und Beckenenge an der Unvollkommenheit, dass das eine Mal der hintere, das andere Mal der vordere Endpunkt kein fester ist.

Bei der Beckenweite der alten Autoren endet der schräge Durchmesser hinten am Foramen ischiadicum, bei der „zweiten Parallelen“ von Hodge endet auch der vordere Endpunkt auf der Fascia obturatoria.

Wir müssen noch einige Worte vorausschicken über die Benennung der verschiedenen Beckenebenen, nicht über diejenige der Linea innominata oder eigentliche Beckeneingangsebene, noch über die Beckenenge. Deren Definition ist bekannt. Aber schon bei der Beckenweite der alten Autoren tritt eine gewisse Unbestimmtheit zu Tage. Wir haben diese Ebene angenommen von der Mitte der Symphyse bis zum Knick des 3. Kreuzbeinwirbels. Da dem Namen nach die geräumigste Stelle des Beckens ausgesucht wird, so scheint es selbstverständlich, dass in jedem Falle, wo eine so deutliche Ausbiegung des Kreuzbeins nach hinten vorhanden ist, diese als hinterer Schnittpunkt der Beckenweite gilt. Dieser Knickungswinkel sitzt jedoch keineswegs immer auf der Mitte des 3. Kreuzbeinwirbels; oft ist überhaupt keiner vorhanden und bisweilen sitzt dieser auf dem 4. Kreuzbeinwirbel. Um für die Definition einen constanteren Schnittpunkt zu haben, wird die Beckenweite von manchen Autoren von der Mitte der Symphyse bis zur Verbindung zwischen 2. und 3. Kreuzbeinwirbel gezogen.

Neben dieser Ebene, welche bisher durchweg Beckenweite hiess, wird in neuerer Zeit noch ein Constructionsschnitt vom unteren Knochenrand der Symphyse zur Verbindung zwischen 2. und 3. Kreuzbeinwirbel gelegt. Diese Ebene liegt in unserem Fall genau parallel zum Beckeneingang. Hodge nannte den Beckeneingang „First Parallel Plane“ und diese Ebene „zweite parallele“. Hegar betonte die hohe Bedeutung dieser Ebene für die theoretische Betrachtung des Beckens, und J. Veit nahm aus gleichem Grunde den Anlass, die Bezeichnung „Hauptebene“ für diesen Constructionsschnitt einzuführen. J. Veit ist der Ansicht, dass diese Ebene weder auf die Einstellung des vorliegenden Theils, noch auf den Durchgang desselben, noch auf die Drehungen des Kopfes einen Einfluss ausüben könne — weil sie zu weit sei. Warum wurde sie dann, trotzdem sie für diese Momente bedeutungslos sein soll, Hauptebene genannt? Also nur, weil sie für die theoretische Betrachtung des Beckens von hervorragender Bedeutung ist. Dann ist dies eine höchst subjective Benennung — es ist logisch nicht consequent, mitten hinein zwischen Beckeneingang, Beckenenge, Beckenausgang eine Ebene so zu bezeichnen, trotzdem sie gerade für die Hauptsache, nämlich den Geburtsverlauf, weniger Bedeutung haben soll als die anderen.

Die hauptsächlichste Eigenschaft dieser Ebene besteht in ihrer Geräumigkeit und dass sie parallel zum Beckeneingang verläuft. Dadurch scheidet sie das Becken in einen oberen Abschnitt mit gleich langer Vorder- und Hinterwand. Man kann recht gut den zwischen den zwei parallelen Ebenen liegenden Raum „Beckenhöhle" nennen, zum Unterschied vom darunter liegenden „Beckentrichter", weil im ersteren auch ausserhalb der Schwangerschaft ein mit wechselndem Inhalt gefüllter hohler Raum besteht.

Die Ebene hätte sicherlich einstimmig den Namen Beckenweite erworben, wenn dieser Name nicht bereits für einen anderen Constructionsschnitt vergeben wäre. Unbedingt ist diese „parallele Beckenweite" für die theoretische Betrachtung wichtiger als die Beckenweite der alten Autoren. Es ist darum zu hoffen, dass man die frühere Definition von Beckenweite ganz fallen lassen und in Zukunft für den Namen Beckenweite die Definition ändern werde. Bis dies erreicht ist und um vorläufig kein Missverständniss zu verschulden, schliessen wir uns in der Benennung an Hodge an und bezeichnen das, was J. Veit Hauptebene nannte, als „parallele Beckenweite", die andere Ebene schräg geschnittene Beckenweite oder Beckenweite der alten Autoren.

Wir geben nach diesen Vorbemerkungen die Durchmesser der einzelnen Beckenebenen in Millimetern übersichtlich zusammengestellt:

	Gerader Durchmesser		Schräger Durchmesser		Querer Durchmesser	
	der freie Raum bis zu den Weichtheilen mm	von Knochen zu Knochen mm	der freie Raum bis zu den Weichtheilen mm	von Knochen zu Knochen mm	der freie Raum bis zu den Weichtheilen mm	von Knochen zu Knochen mm
Beckeneingang . .	[1] 94	[1] 108	115	122	108	125
schräg geschnittene oder einfach schräge Beckenweite	[1] 117	132	113	118·5	96	120
parallele Beckenweite	102	133	115	122	113·5	113·5
Beckenenge . . .	—	116·5	87·5	105	77·5	110·5

[1] Hier liegen nur die in der Dicke veränderliche Uteruswand und die Blase vor dem Knochen.

Die Ergebnisse der anatomischen Thatsachen für den Mechanismus partus.

I. Die Einstellung des vorliegenden Kopfes.

Die neueren Arbeiten über die Form und Grösse des weiblichen Beckens zeitigen mehr und mehr das Ergebniss, dass dasselbe eigentlich gar keinen Einfluss auf den Geburtsmechanismus übe und den Kindeskopf unter normalen Verhältnissen in jeder beliebigen Haltung durchlassen könne.

Nur den Beckenweichtheilen wird noch einige Bedeutung zuerkannt.

Wir wollen diese Ansichten an der Hand unseres Präparates prüfen.

Der Querdurchmesser des Kopfes, welcher in der Conjugata vera steht, misst 88·5 ^{mm}. Wenn auch der Kopf nicht mathematisch genau quer steht, so fehlt doch dazu nicht viel. Dies kommt davon, dass erstens der Kopf an der Hinterwand etwas tiefer gerückt ist als vorn und zweitens der Sägeschnitt vorn genau durch das Tuber parietale geht, hinten dagegen den Kopf 2·5 ^{mm} vor demselben getroffen hat. Die Linea suboccipito-frontalis misst 91·5 ^{mm}, der freie Raum des Beckens nach Abrechnung der Weichtheile 94 ^{mm}, so dass der Kopf, wie er im Präparat steht, d. h. stark gebeugt in der Conjugata vera Platz fände. Diese Beugung ist Conditio sine qua non; denn der Fronto-occipital-Durchmesser, welcher 103 ^{mm} misst, könnte in die Conjugata nicht eintreten.

J. Veit nimmt nun diese Haltung des Kindes als selbstverständlich an. Sie ist für ihn das Ergebniss des fötalen Wachsthums und kann durch den Geburtsact nur verstärkt werden. Dieselbe jedoch auf die Wirkung der Geburtsthätigkeit zu beziehen, hält er für überflüssig.

Diese Auffassung hat jedenfalls zunächst das gegen sich, dass sie positiv, d. h. durch vollkommen einwandsfreie Beobachtungen nicht zu beweisen ist. Man müsste verlangen, dass ein Fötus der letzten vier Monate ohne die geringste Einwirkung von Uterus- und Bauchmuskelcontractionen zu Gesicht käme. Diese Voraussetzung trifft bei den Verstorbenen niemals zu, nicht einmal bei den Kaiserschnitten resp. Exstirpationen des Uterus gravidus. Wo also die Beugung gefunden wird, lässt sich nie ihre Präexistenz beweisen.

Wie in unserem Falle zwar keine spürbaren Uteruscontractionen vorhanden waren und die Betreffende durchaus nicht über Wehen klagte, war doch der Kopf des Kindes an der Verstorbenen entschieden tiefer gerückt, als er an der Lebenden wenige Stunden vor dem Tode gewesen.

Als Erscheinung der embryonalen Entwickelung, wie es die Nackenkrümmung der ersten Wochen ist, darf die Kopfbeugung keinesfalls erklärt werden. Wegen des Vorkommens der Gesichts- und Stirnlagen kann so viel bestimmt behauptet werden, dass diese Haltung des Kindes nicht constant vorhanden ist.

Doch wir können noch mehr einwenden. In Tafel VI Fig. 1 des *Atlas* von Barbour[1] ist ein Querdurchschnitt durch den Körper einer Schwangeren dargestellt, welcher den Kopf bis auf die Beckenenge gesenkt zeigt, ohne die von J. Veit als a priori angenommene starke Beugung.

In Barbour's Präparat lag ein besonders im Beckeneingang hervorragend grosses Becken vor, dessen Querdurchmesser an der engsten Stelle gemessen 139 mm beträgt und damit den entsprechenden Durchmesser in unserem Becken beträchtlich übertrifft (vgl. unsere Tafel XII).

Diese Thatsache spricht entschieden dafür, dass die starke Beugung des Kopfes, wobei das Kinn eng an die Brust gepresst und der Scheitel im Geburtscanal am tiefsten eingestellt wird, sich unter dem Einfluss von Druck und Widerstand ausbildet und gerade da, wo das Becken ungewöhnlich weit ist, wie dies in dem Barbour'schen Präparat der Fall war, erst später erfolgt.

Es ist gar nicht nothwendig, für den Fötus eine andere Haltung des Kopfes anzunehmen, als sie auch für das geborene Kind normal ist. Das Kinn ist auch dabei nicht weit von der Brust entfernt und jeder Druck von oben, wie Widerstand von unten, welche auf den Kopf in normaler Weise wirken, veranlassen als Erstes eine stärkere Beugung, ein inniges Anliegen des Kinnes an die Brust.

Die Einstellung der Pfeilnaht im Querdurchmesser des Beckeneinganges und die nachfolgende Drehung der kleinen Fontanelle nach vorn will Olshausen anders erklären, als dies bisher üblich war.

[1] *The Anatomy of labour exhibited in frozen Sections.* Edinburgh and London, 1889.

Er sagt[1]: „Das primum movens ist die Drehung des kindlichen Rumpfes, dessen Rücken sich in der Austreibungsperiode von der Seite her mehr nach vorne dreht. . . . Die Drehung des Rumpfes ist die Folge der mit dem Fruchtwasserabfluss mehr und mehr eintretenden Abplattung des Uterus. Je wasserleerer derselbe wird, desto mehr nimmt er seine ihm eigene abgeplattete Gestalt wieder an, nachdem nur durch das Wachsthum des Eies der Quer- und Dickendurchmesser nahezu gleich gross geworden waren.“

Durchschnitte durch gefrorene Cadaver von Schwangeren und Kreissenden sind zum guten Prüfstein unserer Ansichten über den Geburtsmechanismus geworden. Es möge mir deshalb gestattet sein, auch diese von Olshausen vertretene Ansicht an unseren und den anderen bekannten Präparaten zu prüfen.

Unter „Abplattung“ ist nach dem allgemeinen Sprachgebrauch des Wortes „platt“ und dem speciell angegebenen Hinweis „an seine ihm eigene abgeplattete Gestalt“ eine Raumbeschränkung des Uterus im geraden Durchmesser des Beckens und entsprechend grössere Ausdehnung im queren Durchmesser zu verstehen.

Das Kind besitzt in der natürlichen Haltung, welche es unter dem Druck der Wehen einnimmt, seine grösste Ausdehnung vom Rücken zur Brust. (Vgl. Tafel XI Fig. I.)

Nun müssen wir gestehen, dass es uns nicht verständlich ist, wie die zunehmende Abplattung des Uterus eine Drehung des Rückens nach vorn bedingen soll. Wir würden eine solche Drehung erwarten, wenn sich der Uterus im Querdurchmesser wesentlich verengerte und im geraden vergrösserte.

Was die thatsächliche Unterlage zur Beurtheilung betrifft, so können wir auf zwei Durchschnitte von kreissend Verstorbenen, davon auf den vorzüglich gelungenen von Braune verweisen.[2]

Dort hat man eine Kopfstellung, bei welcher die Drehung auf dem Beckenboden begonnen hat, der Rücken dagegen noch querstehend geblieben ist. Es lässt sich mit Sicherheit sagen, dass in jenem Fall der Rücken das primum movens nicht war.

---

[1] K. Schroeder's *Lehrbuch.* 10. Aufl. 1888. Bearbeitet von Olshausen und J. Veit, S. 177, und *Verhandl. der deutschen Gesellschaft für Gynäkologie in Halle.* 1888. S. 244.

[2] L. c. siehe Litteratur. Zum Verständniss dieser Zeilen und zur Urtheilsbildung in der Sache müssen wir den Leser dringend bitten, die Originale zu vergleichen. Copien derselben hier zu geben, war unmöglich.

In dem Durchschnitt von Chiari steht ebenfalls der Rücken quer und der Kopf auf dem Beckenboden in starker Drehung nach vorn. (Vgl. Tafel II Chiari.)

Die Abplattung des Uterus ist sowohl in unserem als dem Barbour'schen Präparat vorhanden. Die Figur 1 auf Tafel IV von Barbour's Werk zeigt eine bedeutend stärkere Querausdehnung des Corpus uteri. Der Querdurchmesser beträgt 215^{mm}, der gerade vom Placentarrand bis zur Uteruswand gemessen 112^{mm}.

Wir können diese Zahlen auch an unserem Präparate genau bestimmen, trotzdem die Schnittreihe durch den Körper ganz anders gelegt wurde, als bei Barbour. Unsere Tafel XI Fig. I zeigt den Körper von vorn. Die einzelnen Schnitte sind in ihrer Dicke mit genauer Berücksichtigung der Breite des Sägeblattes gemessen und die ganze Figur nach dem wiederzusammengesetzten Präparat entworfen worden. Die ausgezogene schwarze Linie rechts zeigt den äusseren Contour des Uterus.

Auf der linken Seite konnte der Contour nicht mit derselben Sicherheit bestimmt werden, weil diese Körperhälfte anders bearbeitet wurde. Die Dicke der Wand des Corpus uteri wechselt zwischen 5 und 8 und beträgt durchschnittlich 7^{mm}. Da nun der Querdurchmesser des Fundus uteri in der rechten Hälfte des Uterus 91 und nach Abrechnung der Gebärmutterwand noch 84^{mm} beträgt, ergäbe dies für den ganzen Querdurchmesser des Corpus uteri 168^{mm}, sicher nicht mehr. Die linke Seite war weniger ausgedehnt als die rechte, weil jedoch das Wieviel nicht genau angegeben werden konnte, wurde der entsprechende Contour nur angedeutet.

Die grösste Ausdehnung des kindlichen Rumpfes vom Rücken zur Brust betrug 143^{mm}, der freie Raum im Sagittalschnitt des Corpus uteri 152^{mm}. Wir haben also auch bei unserem Uterus einen Querschnitt von ovaler Form, doch mit mässigem Ueberwiegen der queren Linie. Es ist nun allerdings hinzuzufügen, dass Olshausen dem Fruchtwasserabfluss eine besondere Bedeutung beimisst für Bildung der Uterusform und für die Drehung des Rückens. Trotzdem sprechen die Präparate von Braune, Chiari und Schroeder, in denen die Drehung des Kopfes schon vor dem Fruchtwasserabfluss begonnen hat, gegen die Ansicht Olshausen's.

Die Verhältnisse, welche die Einstellung der Pfeilnaht in der Querlinie bedingen, sind theils das Becken, theils die Form des Corpus uteri.

Die Drehung der Pfeilnaht nach vorn kann nach dem Angeführten nur veranlasst werden durch das Becken selbst und zwar durch die Beckenweite und besonders die Beckenenge. Den Beweis, dass es so ist, werden wir in dem folgenden Abschnitt bringen.

II. Das Tieferrücken des Kopfes und die zweite Drehung des Geburtsmechanismus.

Der grösste Durchmesser des kindlichen Kopfes (90—91 ^{mm}) steht in unserem Präparate noch ungefähr 2 ^{cm} unter der Ebene der Conjugata vera, etwa 3 ^{cm} über der parallelen Beckenweite und 4 ^{cm} über den Spinae ischii. Die Führungsstelle, das ist diejenige Stelle des kuppelförmigen Schädeldaches, welche am tiefsten in das Becken hineinragt und durchweg in der ungefähren Mitte des Beckens — der Führungslinie — sich befindet, steht 5 ^{cm} tiefer als der grösste Umfang.

Diesem letzteren, dem grössten Umfang des Schädels kommt selbstverständlich der hauptsächliche Einfluss auf die Drehungen zu, aber die einzelnen Beckenebenen können erst Einfluss auf eine Drehung des Kopfes gewinnen, wenn der grösste Umfang in dieselben eintritt.

Diese Verhältnisse können wir an unserem Präparat studiren.

Dazu wollen wir freilich bemerken, dass es im Grunde genommen nicht richtig ist, von einem grössten Umfange zu sprechen. Wenn wir überhaupt Vergleiche mit geometrischen Körpern heranziehen wollen, so können wir den Kopf nur als Sphäroid bezeichnen, und dies hat mehr als einen grössten Umfang.

Von der Führungsstelle aufwärts wachsen die einzelnen Durchmesser bez. Umfänge sehr rasch an. So misst der Durchmesser 3 ^{cm} über der Scheitelhöhe 84 ^{mm} und 5 ^{cm} darüber 91 ^{mm}.

Wo ist die Führungsstelle zu fühlen, wenn der grösste Umfang bis zur Beckenweite oder bis zur Beckenenge vorgerückt ist? Dies gestattet unser Präparat noch annähernd zu beantworten.

Wenn wir auf der Tafel I messen, so ergiebt sich, dass beim Vorrücken um 3 ^{cm}, d. i. um etwas weniger als 2 Querfinger Breite, die Scheitelhöhe, welche in unserem Falle Führungsstelle ist, in eine Ebene gelangt, die tiefer liegt als der Schambogenwinkel, also etwa 1 ^{cm} unter dem Lig. arcuatum anfängt und zur Steissbeinspitze verläuft.

Dabei würde nach dem oben Gesagten der grösste Kopfdurchmesser von 91 ^{cm} erst in die Beckenweite eintreten.

Nun ist die Führungsstelle oder, wie Fritsch dies bezeichnete, die Leitstelle deswegen nicht sehr günstig zur genauen Bestimmung des Kopfstandes, weil sie überall weit absteht von der Knochenwand und die Ebene, in welcher sie sich befindet, dem Gefühl nach projicirt werden muss. Im Dunkeln geometrische Constructionen auszuführen. lässt nicht sonderlich grosse Genauigkeit erwarten. Leichter und darum auch genauer lässt sich derjenige Umfang des Kopfes in seiner Lage im Becken bestimmen, welcher mit der Beckenwand in Berührung kommt und das frei in das Becken hineinragende Segment begrenzt. Es entspricht dieser Umfang, den wir der Kürze halber als „Berührungs-Umfang" bezeichnen können, dem Durchmesser von 80 mm und befindet sich 24 mm höher als die Führungsstelle und — worauf am meisten ankommt — 20 mm unterhalb des grössten Umfanges.

Wenn nun die theoretische Ueberlegung am anatomischen Präparat eine gewisse Wegleitung geben kann, so vermag doch erst die klinische Untersuchung den Entscheid zu bringen. Freilich muss dieselbe wesentlich genauer ausgeübt werden, als dies gewöhnlich geschieht. Ueber die Begriffe „Hoch"- und „Tief"-Stand des Kopfes gehen die meisten Autoren nicht hinaus, und aus mehr als einem Lehrbuche könnten wir unschwer die grössten Ungenauigkeiten und Widersprüche in dieser Hinsicht nachweisen.

Wir verlangen von einer richtigen Beschreibung des Kopfstandes, dass angegeben wird, in welcher Beckenebene die Führungsstelle sich befindet, und dass diese Ebene vorn, hinten und auf beiden Seiten bezeichnet werde. Die Marke im Becken, von welcher aus gemessen wird, ist vorn der untere Schamfugenrand, d. i. der Saum des Ligamentum arcuatum. Zu beiden Seiten sind es die Spinae ischii und hinten die einzelnen Kreuzbeinwirbel. Es ist das Abtasten der 3 untersten Kreuzbeinwirbel bei jedem normalen Becken möglich und so zu machen, dass man in der Rückenlage die betreffende Frau das Kreuz erheben lässt, unter dieses die eine Hand schiebt, mit derselben das Steissbein durch einen Druck von aussen bewegt und es derart den innerlich tastenden Fingern ermöglicht, das Gelenk zwischen Kreuz- und Steissbein zu fühlen. Von diesem Gelenk aus sind die einzelnen Kreuzbeinwirbel bequem abzuzählen, weil sich über der Mitte des Kreuzbeines keine Muskeln befinden. Das Rectum wird von den touchirenden Fingern einfach nach links zur Seite geschoben. An den verknöcherten Zwischenwirbelscheiben — den Querleisten des Kreuzbeines — sind der 5., 4. und 3. Kreuzbeinwirbel abzugrenzen. Bis zum 3. reichen unter normalen Verhältnissen die touchirenden Finger, höher hinauf nicht mehr ohne Gewaltanwendung und Schmerzerregung.

Auf dieses Verfahren zu einer weit genaueren Bestimmung des Kopfstandes habe ich schon vor Jahren[1] hingewiesen. Dieser Hinweis hat sicher nicht in dem Maasse die Beachtung der Fachgelehrten gefunden, als er es im Interesse der praktischen Ausbildung verdient.

Sind die Drehungen, welche der Kopf durchläuft, nach dem Ergebniss der klinischen Untersuchung auf die Form der Beckenweite und Beckenenge zu beziehen?

Für den Stand, welchen der Kopf in unserem Präparate einnimmt, befindet sich die Führungsstelle (hier die Scheitelhöhe) vorn am unteren Rand der Symphyse, seitlich in ungefährer Höhe der Spinae ischii, hinten auf dem 4. Kreuzbeinwirbel.

In unserem Fall stand, als die Person starb, der grösste Umfang des Schädels noch ca. zwei Querfinger breit (genau 3^{cm}) über der parallelen Beckenweite und ziemlich genau in der Höhe der Mitte der Pfanne. Gewöhnlich wird das Centrum acetabuli viel tiefer angenommen als es wirklich liegt. Es zieht sich dieser Irrthum wie ein rother Faden von Naegele's Beschreibung des Geburtsmechanismus an durch die ganze bisherige Litteratur.

Bei Erstgebärenden und erster Lage kommt unter normalen Verhältnissen bei geringem Widerstande der Kopf mit etwas weniger gesenktem Hinterhaupt zur Einstellung, als es in unserem Präparat der Fall ist. Er gelangt in dieser Haltung so tief, dass der Berührungsumfang, welcher ungefähr dem Durchmesser von 80^{mm} entspricht, in einer Ebene steht, welche vorn den unteren Rand des Ligamentum arcuatum, links einen Querfinger über der Spina ischii, rechts zwei Querfinger über der Spina ischii und hinten am dritten Kreuzbeinwirbel das Becken schneidet. Die kleine Fontanelle steht zu dieser Zeit ein wenig tiefer als die grosse, und zwar in der Höhe des oberen Randes des Foramen obturatorium.

Bis der Kopf aus dieser Stellung um drei Fingerbreiten vorgerückt ist, hat er seine Drehung in der Regel vollendet.

Wo steht der grösste Umfang des Schädels in dem oben beschriebenen Stadium der Einstellung, und wohin ist er gelangt, wenn er drei Finger breit oder ca. 5^{cm} vorgerückt ist?

---

[1] *Lehrbuch der operativen Geburtshülfe.* Stuttgart 1881, p. 32, und seitdem wiederholt im *Lehrbuch der Geburtshülfe.* 1. u. 2. Aufl.

Es befindet sich der grösste Umfang des Kopfes bei dem beschriebenen Stand noch 3 cm über der parallelen Beckenweite und ist, nachdem er 5 cm tiefer rückte, durch die parallele Beckenweite bis in die Beckenenge eingetreten.

Da liegt die Grenze zwischen Einstellung und der zweiten Drehung des Geburtsmechanismus.

Die kleine Fontanelle ist bei der Einstellung in der Höhe des oberen Randes des Foramen obturatorium oder anders ausgedrückt: am Ramus superior ossis ischii, dreht sich dann nach vorn und verliert den Contact mit der Knochenwand. Die Sutura lambdoides der entsprechenden Seite berührt nach Vollendung der Drehung den Ramus inferior ossis pubis.

Ueber das Foramen obturatorium hinweg gleitet die kleine Fontanelle bez. das Hinterhaupt bei der zweiten Drehung, aber nicht über eine Gleitbahn am Os ischii.

Nun geht ja die Drehung in der Regel nicht auf einen Ruck vor sich, sondern in einzelnen Absätzen. Wenn man das Drehen in kurzen Zwischenräumen verfolgt und sich jedesmal Rechenschaft giebt, wo der grosse Umfang sich in demselben Augenblick befindet, so erkennt man unschwer, dass die Drehung einsetzt, wenn der grösste Umfang in die parallele Beckenweite eindringt und vollständig wird in der Beckenenge. Dass diese letztere wirksamer ist, versteht sich von selbst. Es haben beide Ebenen ohne Weichtheile eine längsovale Form, mit Weichtheilen noch viel ausgesprochener.

Wir haben diese Thatsachen in oft wiederholter genauer Untersuchung festgestellt und jedesmal sofort zu Protokoll genommen. Man wird es uns aber erlassen, die Protokolllisten aufzuführen. Das Geschilderte ist der regelmässige Verlauf der Drehung, von dem es selbstredend manche Ausnahmen giebt. Zwar hätte der Suboccipito-frontale Durchmesser auch in der Beckenenge noch knapp Platz, quer durch den knöchernen Ring zu gehen. Die Weichtheile dagegen stehen so stark vor, dass, wenn dieselben unverändert wären, das Kind seinen Weg überhaupt nicht durchlaufen könnte. Und diese Muskelmassen liegen gerade auf beiden Seiten des Beckens und zwingen den Kopf zur Geradestellung.

Wenn man am Leib der Kreissenden zur Zeit der vollendeten Einstellung, wobei die kleine Fontanelle noch etwa in der Höhe des Ramus superior ossis ischii steht, die Stelle durch Blaustift bezeichnet, an welcher die Herztöne am deutlichsten zu hören sind, so kann man nach Vollendung der Drehung bemerken, dass diese Stelle um drei Querfinger (also ungefähr um 5^{cm}) tiefer gerückt, dass also innen der grösste Umfang ungefähr in diejenige Beckenebene gelangt ist, in welcher zu Anfang die Führungsstelle, also bei gebeugtem Kopf die Scheitelhöhe sich befand. Von einer Drehung des Rückens nach vorn konnten wir jedoch für diesen Zeitraum nichts bemerken, die Stelle der Herztöne rückte einfach um drei Querfinger tiefer, blieb aber im gleichen Abstand von der Linea alba. Wir leugnen nicht, dass sich nachher der Rücken nach vorn dreht, aber er ist nicht das primum movens.

Unser Gefrierdurchschnitt und dessen Bearbeitung hat uns den Weg gezeigt zur Untersuchung an der Lebenden, und die Ergebnisse dieser letzteren haben wir in dem Vorausgehenden vertreten.

Doch geben auch von den anderen bisher bekannten Gefrierdurchschnitten mehrere höchst werthvolle Bestätigungen.

Berücksichtigen wir zunächst den ersten Durchschnitt von Braune mit dem tiefstehenden schon stark gedrehten Kopf, so brauchen wir nur den unteren Rand der Symphyse mit der Verbindungslinie zwischen zweitem und drittem Kreuzbeinwirbel, also die Ebene der parallelen Beckenweite zu ziehen, um zu erkennen, dass der grösste Umfang des Kopfes sich erst in dieser Beckenebene, dagegen noch nicht in der Beckenenge befindet. Es ist also die parallele Beckenweite, welche die Drehung schon eingeleitet hat.

In dem Gefrierdurchschnitt von Chiari steht der Kopf schon viel tiefer, er hat sich auch schon etwas gedreht (vgl. Chiari, Tafel II), doch nicht seinem Tiefstand entsprechend. Wir können dieses Präparat jedoch nicht zur Besprechung heranziehen, erstens weil vor dem Gefrieren die Bauchhöhle eröffnet und der Cadaver nicht vor dem Druck des Eises geschützt worden war.

Dafür entspricht der Gefrierdurchschnitt von Karl Schroeder wiederum der oben gegebenen Darstellung. Wenn auch dort das Kreuzbein nicht genau in der Sagittalebene getroffen ward, so lässt sich doch durch Abzählen der einzelnen Wirbel so viel behaupten, dass der grösste Umfang noch nicht in der Beckenenge stand. Der Kopf hatte aber seine Drehung schon begonnen, also wiederum unter dem Einfluss der höher gelegenen Beckenweite.

Die zeitliche Trennung der Einstellung von der zweiten Drehung des Geburtsmechanismus.

Wir haben in den vorausgegangenen Zeilen ohne Weiteres von der Einstellung und der daran sich schliessenden Drehung des Hinterhauptes nach vorn (zweite Drehung) gesprochen. Wir würden uns eines sehr bedeutenden Fehlers schuldig machen, wenn wir diese Aneinanderreihung ohne weitere Bemerkung liessen.

Die Einstellung vollzieht sich, wie dies unser Präparat und mehrere andere der vorhandenen Durchschnitte zeigen, unter den ersten Wehen.

Doch wenn der Kopf die oft beschriebene Stellung (grösster Umfang zwei Finger breit über der parallelen Beckenweite) erreicht hat, so verharrt er darin lange; denn ehe er die zweite Drehung beginnt, vollzieht sich die Erweiterung und Retraction des äusseren Muttermundes.

Wir sehen in den verschiedensten Gefrierdurchschnitten, dass der Kopf sogar mit erhaltener Portio vaginalis bis auf die Beckenenge heruntersteigt.

Die zweite Drehung des Geburtsmechanismus und die Rotation vom Ramus descendens ossis ischii zum Ramus descendens ossis pubis beginnt erst und wird erst durchgeführt nach vollkommener Eröffnung des Muttermundes.

Dies ergiebt oft eine sehr lange zeitliche Trennung zwischen erster und zweiter Drehung. Die erste Drehung d. h. die Senkung des Hinterhauptes wird in den Fällen, wo sie bis dahin noch nicht eintrat, dann erst vollendet.

Wenn nun gelegentlich einmal diese zweite Drehung nicht zu Stande kommt, so haben wir den tiefen Querstand des Kopfes. Zum Unterschied hiervon besteht der hohe Querstand in einer gehinderten, abnormen Einstellung, da wo ein platt verengtes Becken den Kopf mit seinem grössten Umfang überhaupt nicht in den oberen Beckenabschnitt, in die „Beckenhöhle“ eintreten lässt.

Die dritte Drehung des Geburtsmechanismus.

Die Muskelmassen, in denen der grösste Umfang nach Vollendung der zweiten Drehung steht, sind ungefähr diejenigen der Beckenenge.

Dieselben bestehen neben Theilen des musc. obturator internus hauptsächlich aus dem System des musc. levator ani (vgl. darüber die

Tafel I von H. Luschka, die Muskulatur am Boden des weiblichen Beckens).

Dadurch allein wird es erklärlich, dass der dicke Wulst, welcher sich in unserem Präparate (Beckenenge Tafel XII Fig. IV) vor der Knochenwand befindet und den Raum so einengt, dass er ohne Veränderung den Kopf nicht durchlassen könnte, doch dazu befähigt wird.

Diese Fasern werden ausgezogen und verdünnt. Varnier spricht von einem Aufblättern, einem Entfalten der Muskeln, und vergleicht den Vorgang mit dem Aufspannen eines Kutschendaches, bei dem die einzelnen Fasern des Muskels wie die Rahmen des Kutschengestelles entfaltet werden. Wenn man die Tafel III von Luschka ansieht, so kann man sich das Bild leicht vervollständigen.

Es sollen die einzelnen querspannenden Fasern bei der Entfaltung gefühlt werden und als gedehnte Schleifen sich langsam über den Kopf zurückziehen. Varnier spricht direkt davon, dass er die gespannten Stränge gefühlt und diese als Fasern des musc. levator ani erkannt habe.

Dieses Bild ist ja im Allgemeinen richtig. Doch haben wir nie einzelne querlaufende Stränge und Fasern zu fühlen vermocht, nur eine Rinne zwischen dem m. coccygeus und dem m. levator ani. Der Muskel in seiner Gesammtheit wird platt gedrückt und dünn ausgezogen.

Wenn der Kopf mit dem grössten Umfang auf den m. levator ani drückt, befindet sich die Führungsstelle bereits in der Vulva.

Es beginnt das erste Andrängen des stürmisch vorwärts geschobenen Kopfes gegen den Damm. Das Steissbein wird stark nach rückwärts ausgebogen. An dessen Vorderwand befindet sich die grosse Fontanelle. Wenn man beim Tieferrücken des Kopfes in der Chloroformnarkose per rectum bis zum Kinn zu fassen vermag, fühlt man dicht hinter demselben Theile des Brustkorbes, der Arme oder Schultern. Jedenfalls bekommt man durch das Nachfühlen während des Durchschneidens den Eindruck, dass der Uterusdruck keineswegs hauptsächlich oder auch nur wesentlich durch die kindliche Wirbelsäule fortgepflanzt werde, sondern dass die in das Becken hineingepressten Theile vom kindlichen Rumpf mehr in den hinteren Raum des Beckens gedrängt werden und durch ihre Wirkung auf das Gesicht und das Kinn den Kopf gegen die Schamspalte hinausschieben. Weil die Gewalt mehr nach hinten gegen das Kreuz-Steissbein und den Hinterdamm wirkt, ist es auch ganz natürlich, dass die erste Stellungsänderung des Kopfes, nachdem er unterhalb vom Steissbein angelangt ist, in einem Abwärtssteigen des Gesichtes und Kinnes besteht. Die Erhebung des Hinterhauptes ist zu dieser ersten Zeit des Durchschneidens nur eine relative. Das Hinterhaupt bleibt stehen, bez. es rückt bei dem Hin- und Hergehen des Kopfes während des Durchschneidens immer wieder an dieselbe Stelle vor.

Dies geht einige Zeit, bis der grösste Umfang nahezu am Durchschneiden durch die Vulva steht und der Kopf in seiner Stellung zu verharren beginnt.

Das Herabtreten des Vorderhauptes an der hinteren Beckenwand hat damit sein Ende erreicht, und die Kopfdrehung um den unteren Rand der Symphyse wird von da an durch die Retraction des Hinter- und Vorderdammes bewirkt.

Es sind gerade die Fasern des m. levator ani und des m. transversus perinei profundus, welche durch die Abwärtsbewegung des Vorderhauptes auf das Aeusserste gedehnt werden. Dadurch dass sie sich nun schrittweise hinten zurückziehen, schieben sie den Kopf in fortgesetzter Drehbewegung um die Symphyse herum und aus der Vulva heraus. Der Kopf steigt an der Vorderwand der Symphyse in die Höhe.

Die Retraction des m. levator ani können wir mit Fingern fühlen, mit den Augen sehen an dem weiten Klaffen der Afteröffnung.

Dehnung wie Retraction des Dammes sind selbstverständlich auch durch Messungen mittelst des Centimeterbandes nachzuweisen.

Wenn man die Länge des Hinter- und Vorderdammes vor der Ausdehnung desselben misst, so ergeben diese Maasse, dass zuerst eine Verlängerung des Hinterdammes erfolgt, bis der Kopf mit dem grössten Umfang ganz auf dem Damm, also mit dem Kinn vor dem Steissbein angelangt ist. Dann zieht sich der Hinterdamm zurück, während der Vorderdamm auf's Höchste gespannt wird, die retrahirenden Fasern des m. levator ani zerren den hinteren Rand der Analöffnung nach rückwärts, so dass die blutrothe Schleimhaut der Vorderwand des Rectum in der klaffenden Oeffnung sichtbar wird.

Während man bis zum Beginn der Retraction Theile des kindlichen Rumpfes dicht hinter dem Kinn fühlt, rücken während der Retraction des Dammes diese Theile nicht nach.

Man fühlt die Schultern auf dem Beckenboden, die hintere gewöhnlich in Schrägstand verharrend neben dem Tuber ischii, aber nicht mehr wie bisher in unmittelbarer Berührung mit dem kindlichen Kopf. Selbstverständlich gilt dies nur für den Zeitpunkt der Wehenpause.

Es führt uns dies noch zu einigen Bemerkungen

Ueber allgemeinen Inhaltsdruck und Fruchtaxendruck.

Ob der allgemeine Inhaltsdruck oder der Fruchtaxendruck das Mittel sei, dessen sich die Gebärmutter zur Entledigung ihres Inhaltes bediene, ist jahrelang mit viel Eifer erörtert worden.

Die ganze Frage spitzt sich darauf zu, ob der Uterusinhalt formlos, beliebig zusammengeballt wie der Darminhalt fortbewegt werde, oder ob die Längsgestalt des Kindes für die Fortbewegung und für die Form des Gebärorganes Einfluss übe?

Es ist ja nicht möglich, dass das normal resistente, lebende Kind als formlose oder beliebig geformte Masse vorwärts geschoben werde. Es besitzt ganz selbstverständlich Einfluss auf die Form des Uterus — es ist ebenso verständlich, dass es um seiner Längsausdehnung willen mit der Funduswand in Berührung kommen und von dieser eine Schiebung in der Richtung der Uterusaxe erfahren muss. Aber eine einheitliche Fruchtaxe und eine Fortleitung dieser Kraft vom Fundus uteri bis zu dem Kopf des Kindes giebt es nicht, und zwar um der grossen Beweglichkeit in der Halswirbelsäule willen.

Es hat also in der allgemeinen Stellungnahme Schatz wohl Recht, doch bei verschiedenen anderen Ausführungen können wir nicht beistimmen. Dahin gehört seine Lehre von der Formrestitutionskraft des Uterus. Die Bilder der Gefrierdurchschnitte, so viele bis jetzt vorliegen, stimmen keineswegs für diese von Schatz aufgestellte Ansicht.

Der Uterus strebt nie der Kugelform zu. Alle Bilder der schwangeren Gebärmutter zeigen Schlauchform, auch ohne dass der Uterus in der Entleerung begriffen war.

Das Anwachsen der Längsaxe während der Wehen, welches Ahlfeld zuerst publicirte und welches ich sehr oft und regelmässig durch Messungen bestätigt fand, spricht gegen die Auffassung von Schatz, dass der Uterus der Kugelform zustrebe.

Weder der seines Inhaltes entledigte Uterus, noch der mit formlosem Inhalte z. B. einer Blasenmole erfüllte, nimmt bei den Contractionen Kugelform an. Es ist bei formlosem Inhalt, wie zum Beispiel bei Hydramnion freilich Bedingung, dass der Uterus nicht übermässig, also nicht auf das Maximum seiner Dehnungsfähigkeit angefüllt sei.

Eher könnte man behaupten, dass der Uterus während der Erschlaffung und Ueberdehnung mehr oder weniger Kugelform besitze.

Wenn wir das Bild unseres Sagittalschnittes ansehen, so fällt es auf, dass die Längsaxe des kindlichen Rumpfes mit der Axe des Kopfes einen spitzen Winkel bildet. (Vgl. Tafel I.)

Der Gebärmutterkörper und der kindliche Rumpf sind stark nach vorn gewendet. Die vordere, in unserem Fall die linke Schulter, berührt das Kinn. Doch die von der Schulter berührte linke Seite des Kopfes ist es nicht, die sich abwärts bewegte. Nicht die vordere, linke Kopfseite ist tiefer heruntergerückt, sondern die hintere, rechte. Der Kopf ist um der grossen Biegsamkeit der Halswirbelsäule willen in der Art einer Billardkugel gerollt.

Nur was den Rumpf des Kindes betrifft, kann man von einer Axe sprechen. Die Uebertragung der Kraft auf den Kopf ist jedoch derartig, dass man von keiner einheitlichen „Fruchtaxe" sprechen kann.

In dem vorliegenden Fall trifft der Stoss der Rumpfaxe den kugelförmigen Kopf nicht in der Mitte, in seinem Centrum, sondern wie die Queue im Billardspiel oberhalb der Mitte. Der Kopf wird dadurch unter einer Drehung in der Richtung des Stosses fortgetrieben, also mit der Schädelbasis von vorn nach hinten.

Unsere Bilder überraschen einigermassen, weil sie eine Beweglichkeit in der Gelenkverbindung zwischen Kopf und Wirbelsäule aufweisen, die man kaum erwarten konnte.

Es hat Lahs [1] dieses Moment vor langer Zeit in Rechnung gezogen, besonders in seiner Theorie der Geburt.

Wir haben in unserem Falle eine Knickung der kindlichen Längsaxe in einem nach vorn offenen Winkel und als Folge ein Rollen des Schädels in dem Sinne, dass dessen hinten liegendes Os parietale tiefer trat.

Nehmen wir einen Fall an, wo gerade das entgegengesetzte Verhalten der Rumpfaxe stattfindet, wo Uterus und Kind rückwärts an der Wirbelsäule anliegen, — wir haben in den Gefrierdurchschnitten von Saexinger und Barbour (Pl. II) Bilder, welche diese (vgl. Tafel I) Stellung vergegenwärtigen — dann rollt das vornliegende Scheitelbein tiefer. Das ergiebt die Naegele'sche Obliquität in geringerem oder höherem Grade (vgl. das Bild von Barbour Tafel II).

Es macht übrigens den Eindruck (siehe die Sagittaldurchschnitte unseres Präparates und derjenigen von Saexinger, Schroeder, Winter und Barbour), dass die Uteruswand unter der Placentarinsertion in

[1] *Arch. f. Gynäkologie.* 1872. Bd. III. S. 201, und *Theorie der Geburt.* S. 526 ff.

der Regel sich weniger kräftig zusammenziehe und Ausbuchtungen begünstige, eine Thatsache, auf welche Leopold schon hingewiesen hat. In allen erwähnten Fällen bog dann der Rumpf des Kindes nach der entgegengesetzten, d. h. stärker contrahirten Uteruswand aus.

Ebenso wie diese Abbiegungen der kindlichen Halswirbelsäule nach rechts und nach links stattfinden, können sie selbstverständlich auch nach vorn und hinten entstehen. Dazu führen die Seitenlagerungen des Fundus uteri nach rechts und nach links. Das Rollen des Kopfes in dem obigen Sinne, dass der Stoss den Kopf über dem Centrum trifft, ergiebt bald eine starke Beugung des kindlichen Kopfes, bald eine Abbiegung nach hinten, d. h. die Vorderscheitel-, Gesichts- oder Stirnlagen.

Wir wollen nach dem Bilde, welches unser Gefrierdurchschnitt bietet, uns einen Fall denken, wo bei nach rechts gelagertem Uterus und zweiter Schädellage der Stoss der Rumpfaxe nicht das Centrum des Kopfes, sondern einen über dem Centrum gelegenen Punkt trifft. Nach dem Schema bewegt der Druck auf die Rumpfaxe weder den Kopf geradeaus vorwärts, noch das Hinterhaupt tiefer, sondern bedingt eine Rollbewegung in dem Sinne, dass die grosse Fontanelle und das Gesicht des Kindes in der linken Seite des Beckens tiefer rücken. Von der Richtung des Rumpfaxendruckes hängt diese Rollbewegung zunächst ab. Es brauchen keine besonderen Widerstände und Hindernisse für das Hinterhaupt gegeben zu sein.

Ist der Uterus nach rechts gelagert und erste Schädellage, so kann der von rechts her wirkende Rumpfaxendruck, falls er den Kopf über seinem Centrum trifft, denselben nur zu einer frühen Beugung bringen. In Fällen, wo das Centrum des Kopfes noch über der Linea innominata steht, bildet sich durch den von rechts her wirkenden Rumpfaxendruck eine Schieflage.

Es erklärt uns die rollende Fortbewegung die relative Häufigkeit der zweiten Gesichtslage gegenüber der ersten. Entschieden liegt der Uterus häufiger nach rechts über als nach links. Kommt im Anfang der Geburt bei einer ziemlichen Abweichung des hochstehenden Kopfes nach der linken Darmbeinschaufel hin die Entfaltung des Rumpfdruckes oder Fruchtwirbelsäulendruckes nach Lahs, so wird sich bei nach links gerichtetem Rücken die Einstellung eher von selbst verbessern, während bei der zweiten Lage und nach rechts liegendem Uterus von vornherein die Rollbewegung zu erwarten ist.

Noch eine Erfahrung der Praxis kann dadurch erklärt werden.

Es kommt nicht selten vor, dass bei einem Abweichen des Uterus nach rechts und erster Lage die Pfeilnaht trotz kräftiger Wehen und tiefem Kopfstand quer stehen bleibt und auf eine Umlagerung der Frau auf die linke Seite die Drehung sich überraschend schnell vollzieht. Wir können annehmen, dass sich um der Umlagerung willen die Druckrichtung der Rumpfaxe ändert, dass diese nicht mehr das Hinterhaupt, sondern einen excentrischen Punkt über dem Centrum trifft, durch die Rollbewegung das Vorderhaupt tiefer trifft und das freigewordene Hinterhaupt an der Drehung nicht länger gehindert wird.

Auf weitere Erläuterungen über das Verhalten des unteren Gebärmutterabschnittes und des Halscanales habe ich um so weniger Veranlassung einzugehen, als College Braune im ersten Theil dieser Veröffentlichung sich hierüber geäussert hat.

Des Verf. Stellung zu dieser Frage ist s. Z. bei der Bearbeitung eines Präparates[1] von Placenta praevia schon ganz in dem Sinne veröffentlicht worden, wie sie seither durch viele Arbeiten, besonders überzeugend in der Publication von Hofmeier dargelegt worden ist. Es war damals ein aus der Sammlung in Erlangen entnommenes Präparat von Uterus mit theilweise noch haftender Placenta praevia und einem darunter befindlichen stark verdünnten und deutlich abgesetzten unteren Gebärmutterabschnitt. In dieser Dehnungszone liess sich deutlich Decidua nachweisen. Näheres über den klinischen Verlauf jenes Falles war nicht zu erfahren.

[1] Dissertation von Köberlin, *Anatomischer Beitrag zum Verhalten der Cervix uteri.* Erlangen 1880.

Litteratur.

W. Braune, *Die Lage des Uterus und des Fötus am Ende der Schwangerschaft nach Durchschnitten an gefrorenen Cadavern.* Supplement des *Topographisch-anatom. Atlas.* Leipzig, Veit & Comp. 1872.

W. Waldeyer, *Medianschnitt einer Hochschwangeren bei Steisslage des Fötus.* Bonn 1886.

Karl Schroeder, Tafeln zu: *Der schwangere und der kreissende Uterus.* Bonn 1886.

J. von Saexinger, *Gefrierdurchschnitt einer Kreissenden.* Tübingen 1888.

G. Winter, *Zwei Medianschnitte durch Gebärende.* Berlin 1889.

Chiari, *Ueber das topographische Verhalten des Genitales etc.* Wien 1885.

Domenico Chiara, Professore in Milano, *La Evoluzione spontanea, sorpresa in atto mediante la congelazione.* Milano, Fratelli Rechiedei, 1878.

A. H. F. Barbour, *The anatomy of labour exhibited in frozen sections.* Edinburgh a. London 1889.

A. Hegar, Zur Geburtsmechanik, *Archiv f. Gynäkologie.* Bd. I, S. 193 ff.

Hodge, *The principles and practice of obstetrics.* Philadelphia 1864.

J. Veit, *Die Anatomie des Beckens.* Stuttgart, Enke, 1887.

Olshausen, *Verhandl. d. deutschen Gesellsch. f. Gynäkologie in Halle.* 1888, p. 244.

H. Varnier, *Du détroit inférieur musculaire du bassin obstétrical.* Paris, G. Steinheil, 1888.

H. Fr. Naegele, *Die Lehre vom Mechanismus der Geburt.* Mainz 1838.

Schatz, Beiträge zur physiologischen Geburtskunde. *Archiv f. Gynäkologie.* Bd. III u. IV.

Lahs, Studien zur Geburtskunde. *Archiv f. Gynäkologie.* Bd. III. und *Die Theorie der Geburt.* Bonn 1877.

Medicinischer Verlag

von

VEIT & COMP. IN LEIPZIG.

Bücher.

Altmann, Dr. R., Professor a. d. Universität Leipzig, **Studien über die Zelle.** Erstes Heft. Mit einer Tafel. gr. 8. 1886. ℳ 2. —

Ascherson, Dr. F. M., Über die Hautdrüsen der Frösche und über die Bedeutung der Fettstoffe. Zwei physiologische Abhandlungen. Mit 1 Kupfertafel. gr. 8. 1840. geh. ℳ —. 80

Babes, Dr. V., Director des bacteriologischen Institutes in Bukarest, **Bacteriologische Untersuchungen über septische Processe des Kindesalters.** Mit 21 farbigen Abbildungen im Text. gr. 8. 1889. geh. ℳ 2. 60

Braune, Dr. Wilhelm, Professor der topographischen Anatomie zu Leipzig, **Topographisch-anatomischer Atlas.** Nach Durchschnitten an gefrorenen Cadavern herausgegeben. Nach der Natur gezeichnet und lithogr. von C. Schmiedel. Dritte Aufl. 33 farbige Tafeln mit durch Abbildungen erläutertem Text. Imp.-Fol. 1888. geb. in Halbleinw. ℳ 120. —

Mit Supplement: **Die Lage des Uterus** etc. ℳ 165. —

Dem praktischen Arzte ist keine der medizinischen Disziplinen auf den oft so verschlungenen Pfaden der Praxis eine so treue Begleiterin in jeder Not, wie die Anatomie, der er gar oft nur allzubald untreu wird. Die wechselvollen Eindrücke am Krankenbette und die breite Flut der Tageslitteratur zwingen ihn, sowohl systematisch, als auch gelegentlich sein Wissen über jene sichere Basis zu kontrollieren und die Lücken in demselben wieder auszufüllen. Dazu bietet sich ihm das Braunesche Bilderwerk als einer der besten und zuverlässigsten Führer an.

Die dritte Auflage unterscheidet sich von den früheren durch Neuherstellung von zwei Tafeln und die vollständige Umarbeitung des Textes.

—— **Topographisch-anatomischer Atlas.** Nach Durchschnitten an gefrorenen Cadavern. (Kleine Ausgabe von des Verfassers topographisch-anatomischem Atlas mit Einschluss des Supplementes zu diesem: „Die Lage des Uterus und Foetus“ etc.) 34 Tafeln in photographischem Lichtdruck. Mit 46 Holzschnitten im Text. Lex.-8. 1875. in Carton. ℳ 30. —

Allen Ärzten, welche ihre anatomischen Kenntnisse erhalten, bez. erweitern und über die Lage der Organe, mit deren Erkrankung sie stets zu thun haben, ein klares Bild besitzen wollen, sei dieser Atlas besonders empfohlen.

—— **Die Lage des Uterus und Foetus am Ende der Schwangerschaft.** Nach Durchschnitten an gefrorenen Cadavern illustrirt. Nach der Natur gezeichnet u. lithograph. von C. Schmiedel. Supplement zu des Verfassers topograph.-anatom. Atlas. 10 farbige Tafeln mit erläuterndem Text. Imp.-Fol. 1872. in Mappe. ℳ 45. —

Braune, Dr. Wilhelm, Professor der topographischen Anatomie zu Leipzig, **Der männliche und weibliche Körper im Sagittalschnitte.** Separat-Abdruck aus des Verfassers topograph.-anatom. Atlas. 2 lithogr. Tafeln (schwarz). Text in gr. 8 mit 10 Holzschnitten. 1872. Imp.-Fol. in Mappe. ℳ 10. —

——— **Das Venensystem des menschlichen Körpers.** Atlas in Imperial-Folio-Format, Text in gr. 8.

Erste Lieferung: **Die Venen der vorderen Rumpfwand des Menschen.** Vier Tafeln in Buntdruck mit erläuterndem Text (mit 13 Holzschnitten). 1884. ℳ 45. —

Zweite Lieferung: **Die Venen des Fusses und Unterschenkels.** Vier Tafeln in Buntdruck mit erläuterndem Text. 1889. ℳ 30. —

Während über das Nervensystem und das Arteriensystem mannigfache Atlanten existieren, fehlte es bisher durchaus an einem vollständigen Atlas des menschlichen Venensystems.

Professor Braune hat es unternommen, das gesamte Venensystem von einem einheitlichen Gesichtspunkt aus zu bearbeiten und zu diesem Zwecke im Interesse der theoretischen wie praktischen Medizin dasselbe unter steter Rücksichtnahme auf die treibenden Kräfte und die Ventile zu durchforschen.

Die Abbildungen wurden nach besonders angefertigten Präparaten mit größter Sorgfalt und Treue in annähernder Lebensgröße von Künstlerhand gezeichnet und farbig reproduziert. — Die folgenden Lieferungen werden die Venen des Kopfes, des Halses, der Bauchhöhle etc. enthalten.

Braune, W., und **W. His, Leitfaden für die Präparanten** der anatomischen Anstalt zu Leipzig. gr. 8. 1883. geh. ℳ 1. 20

Criegern, Friedr. v., Das rothe Kreuz in Deutschland. Handbuch der freiwilligen Krankenpflege für die Kriegs- und vorbereitende Friedensthätigkeit. Gekrönte Preisschrift. gr. 8. 1883. geh. ℳ 4. —; geb. ℳ 5. —

Mit dem von I. M. der Kaiserin gestifteten Preise gekrönt. — Für Ärzte deshalb von ganz besonderem Interesse, weil die freiwillige Krankenpflege einen integrierenden Teil der gesamten Militärsanitätspflege im Felde bildet.

---

du Bois-Reymond, Dr. Emil, Geh. Medicinalrath und Professor der Physiologie zu Berlin, **Gesammelte Abhandlungen zur allgemeinen Muskel- und Nervenphysik.** Zwei Bände. Mit 50 in den Text gedruckten Holzschnitten, 2 Tabellenbogen und 7 Tafeln. Lex.-8. 1875—1877. geh. ℳ 40. —

——— **Dr. Carl Sachs' Untersuchungen am Zitteraal** (Gymnotus electricus). Nach seinem Tode bearbeitet. Mit 2 Abhandlungen von Gust. Fritsch. Mit 49 Abbild. im Text u. 8 Tafeln. Lex.-8. 1881. geh. ℳ 26. —

——— **Culturgeschichte und Naturwissenschaft.** Vortrag, gehalten am 24. März 1877 im Verein für wissenschaftliche Vorlesungen zu Köln. Erster u. zweiter unveränderter Abdruck. gr. 8. 1878. geh. ℳ 1. 60

——— **Über die Grenzen des Naturerkennens. Die sieben Welträthsel.** Zwei Vorträge. Des ersten Vortrags sechste, des zweiten Vortrags zweite Auflage. gr. 8. 1884. geh. 2 ℳ.

In dem auf der Leipziger Versammlung der Naturforscher und Ärzte gehaltenen Vortrage „Über die Grenzen des Naturerkennens" zieht der Verfasser die Summe des gegenwärtigen Standes naturwissenschaftlicher Erkenntnis dem Welträtsel gegenüber und bezeichnet die Grenzen, an welche die Wissenschaft für alle Zeiten gebannt sein wird. Mit dem Wort „Ignorabimus", in welchem die Untersuchung gipfelt, schließt der Vortrag. Der zweite, neun Jahre später in der Berliner Akademie der Wissenschaften gehaltene Vortrag bespricht Einwände und berichtigt Mißverständnisse, welche der Leipziger Vortrag veranlaßte, und gipfelt in „Dubitemus".

du Bois-Reymond, Dr. Emil, Geh. Medicinalrath und Professor der Physiologie zu Berlin, **Reden.** Erste Folge: Litteratur, Philosophie, Zeitgeschichte. gr. 8. 1886. geh. ℳ 8.—; eleg. geb. ℳ 10.— Zweite Folge: Biographie, Wissenschaft, Ansprachen. gr. 8. 1887. geh. ℳ 9. —; eleg. geb. ℳ 11. —

Inhalt der ersten Folge: Voltaire als Naturforscher. — Leibnizische Gedanken in der neueren Naturwissenschaft. — Aus den Tagen des norddeutschen Bundes. — Der deutsche Krieg. — Das Kaiserreich und der Friede. — Über die Grenzen des Naturerkennens. — Über eine kaiserliche Akademie der deutschen Sprache. — La Mettrie. — Darwin versus Galiani. — Culturgeschichte und Naturwissenschaft. — Über das Nationalgefühl. — Friedrich II. und Rousseau. — Die sieben Welträtsel. — Friedrich II. in englischen Urteilen. — Die Humboldtdenkmäler vor der Berliner Universität. — Diderot.

Inhalt der zweiten Folge: Über die Lebenskraft. — Über thierische Bewegung. — Gedächtnissrede auf Erman. — Eduard Hallmann's Leben. — Über lebend nach Berlin gebrachte Zitterwelse aus Westafrika. — Gedächtnissrede auf Johannes Müller — Über Universitätseinrichtungen. — Über Geschichte der Wissenschaft. — Der physiologische Unterricht sonst und jetzt. — 'Aus den Llanos'. — Über die Übung. — Über die wissenschaftlichen Zustände der Gegenwart. — Die Britische Naturforscherversammlung zu Southampton im Jahre 1882. — Darwin und Kopernicus. — Die Berliner Französische Colonie in der Akademie der Wissenschaften. — Akademische Ansprachen.

Die Reden von Emil du Bois-Reymond eignen sich auch in hervorragender Weise zu Fest- und Gelegenheitsgeschenken.

Eichhorst, Dr. Hermann, Professor der Medicin zu Zürich, **Die progressive perniciöse Anämie.** Eine klinische und kritische Untersuchung. Mit 3 lithograph. Tafeln und mehreren Holzschnitten. gr. 8. 1878. geh. ℳ 10. —

Erhard, Dr. Julius, Vorträge über die Krankheiten des Ohres. Gehalten an der Friedrich-Wilhelms-Universität zu Berlin. Mit in den Text gedruckten Holzschn. gr. 8. 1875. geh. ℳ 4. 80

---

d'Espine, A., u. C. Picot, Grundriss der Kinderkrankheiten für praktische Aerzte u. Studirende. Deutsche, v. d. Verfassern durchgesehene Ausgabe von Dr. S. Ehrenhaus. gr. 8. 1878. geh. ℳ 9. —

Falckenberg, Dr. R., o. ö. Professor zu Erlangen, **Geschichte der neueren Philosophie** von Nikolaus von Kues bis zur Gegenwart. Im Grundriß dargestellt. gr. 8. 1886. geh. ℳ 6. —; geb. ℳ 7. —

Dieser Grundriß bietet ein vorzügliches Orientierungsmittel über die neuere Philosophie des In- und Auslandes und wird durch seine knappe Form und geschmackvolle Darstellung nicht nur Studierenden willkommen sein, sondern auch allen denen, die sich die für jeden Gebildeten unentbehrliche Kenntnis der verschiedenen philosophischen Systeme aneignen wollen.

Falk, Dr. Friedr., Galen's Lehre vom gesunden und kranken Nervensysteme. gr. 8. 1871. geh. ℳ 1. 20

—— **Die sanitätspolizeiliche Ueberwachung höherer u. niederer Schulen u. ihre Aufgaben.** Zweite, vermehrte Ausg. gr. 8. 1871. geh. ℳ 2. 40

Flechsig, Prof. Dr. Paul, Die körperlichen Grundlagen der Geistesstörungen. Vortrag gehalten beim Antritt des Lehramtes an der Universität Leipzig am 4. März 1882. gr. 8. 1882. geh. ℳ 1. 20

Flechsig, Prof. Dr. Paul, Plan des menschlichen Gehirns. Auf Grund eigener Untersuchungen entworfen. Zweite, gänzl. umgearb. Aufl. 3 Tafeln. Mit erläuterndem Texte. 1890. geh. ca. ℳ 3 — 4.—

Erscheint demnächst.

Dieser „*Plan*" will den praktischen Arzt und den Studierenden mit der systematischen Gliederung des menschlichen Gehirns, die kennen zu lernen bisher nur mittels eingehender Spezialstudien möglich war, vertraut machen. — Der erläuternde Text enthält die auf Grund exakter Untersuchungen festgestellten Thatsachen in Bezug auf den inneren Zusammenhang der das Gehirn (und Rückenmark) zusammensetzenden Einzelapparate.

—— **Die Irrenklinik der Universität Leipzig** und ihre Wirksamkeit in den Jahren 1882—1886. Mit 2 Plänen. gr. 8. 1888. geh. ℳ 2. 40

Flügge, Prof. Dr. C., Director des hygienischen Instituts der Universität Breslau, **Beiträge zur Hygiene.** Inhalt: I. Das Wohnungsklima zur Zeit des Hochsommers. II. Die Porosität des Bodens. III. Die Verunreinigung des städtischen Bodens. IV. Zur Kenntniss der Kost in öffentlichen Anstalten. Mit 2 Holzschnitten im Text und 5 Tafeln. gr. 8. 1879. geh. ℳ 5. —

—— **Grundriss der Hygiene.** Für Studirende und Ärzte. Mit Figuren im Text u. 2 Taf. gr. 8. 1889. geh. ℳ 11.—; geb. in Ganzl. ℳ 12.—

„Zur Herausgabe des vorliegenden Buches haben mich die wiederholten und dringenden Bitten mehrerer Kollegen veranlaßt, denen gleich mir der Unterricht und die Prüfung in der Hygiene dadurch erschwert wurde, daß bisher kein für Studierende brauchbares kurzes Lehrbuch der Hygiene existierte." (Aus der Vorrede.)

—— **Lehrbuch der hygienischen Untersuchungsmethoden.** Eine Anleitung zur Anstellung hygienischer Untersuchungen und Begutachtung hygienischer Fragen. Für Aerzte und Chemiker, Sanitäts- und Verwaltungsbeamte, sowie Studirende. Mit 88 Abbild. im Text, 17 Tabellen u. 4 lithogr. Tafeln. gr. 8. 1881. geh. ℳ 16. —

Vorliegendes Lehrbuch gehört zu den besten Büchern, die in letzter Zeit auf dem Gebiete der Hygiene erschienen sind. Die Fragen, welche die Hygiene zu erörtern hat, sind äußerst mannigfaltig. Bald schlagen dieselben in das Gebiet des Chemikers, bald in die des Arztes, bald in die des Ingenieurs ein. In allen diesen Fächern gleich bewandert zu sein, ist nur Wenigen gegeben. Dazu kommt noch, daß die strikte Beantwortung vieler hygienischer Fragen die Erledigung mancherlei Vorfragen zur Voraussetzung hat, die nicht immer in entsprechender Weise vorbereitet und gelöst sind. Das Flügge'sche Lehrbuch bietet nun eine vorzügliche Basis, auf der immer ein eigenes Urteil gewonnen werden kann, indem alle Versuchsmethoden, welche in der Hygiene Verwendung finden, ausführlich und klar beschrieben sind.

Gscheidlen (Breslauer ärztl. Zeitschr.)

Francotte, Dr. X., Die Diphtherie. Ihre Ursachen, ihre Natur und Behandlung. *Gekrönte Preisschrift.* Mit 10 Abbildungen im Text u. 3 Tafeln. Deutsch von Dr. M. Spengler. gr. 8. 1886. geh. ℳ 6. —

Franke, Ad., Die Reptilien und Amphibien Deutschlands. Nach eigenen Beobachtungen geschildert. Mit einem Vorwort von Geh. Hofrath Dr. Rud. Leuckart. 8. 1881. geh. ℳ 2. —

Fritsch, Dr. Gustav, Professor a. d. Univers. Berlin, **Die electrischen Fische.** Erste Abtheilung. Malopterurus electricus. gr. Folio. 1887. Mit 3 Holzschnitten im Text u. 12 lithogr. Tafeln. kart. ℳ 30. —

Fuchs, Prof. Dr. Chr. J., Pathologische Anatomie der Haussäugethiere. gr. 8. 1859. geh. ℳ 7. 20

Fuchs, Prof. Dr. Chr. J., Die schädlichen Einflüsse der Bleibergwerke auf die Gesundheit der Hausthiere, insbesondere des Rindviehes. gr. 8. 1842. geh. ℳ 1. —

——— **Handbuch der allgemeinen Pathologie der Haussäugethiere.** gr. 8. 1843. geh. ℳ 8. 25. Herabgesetzter Preis ℳ 4. 20

——— **Der Kampf mit der Lungenseuche des Rindviehes.** Ein Wort zur Beachtung für die Regierungen u. s. w. gr. 8. 1861. geh. ℳ —. 60

——— **Allgemeine Lehre der Seuchen und ansteckenden Krankheiten der Haussäugethiere.** Vorlesungen mit ergänzenden und rechtfertigenden Beilagen. gr. 8. 1862. geh. ℳ 4. 50

——— **Das Pferdefleischessen.** Eine historische, diätetische, volkswirthschaftliche und ethische Untersuchung in einer Vorlesung. gr. 8. 1859. geh. ℳ —. 80

——— **Wegweiser in die Thierheilkunde.** Vorlesungen. gr. 8. 1850. geh. ℳ 1. —

Fürst, Dozent Dr. L., Die Maass- und Neigungs-Verhältnisse des Beckens. Nach Profil-Durchschnitten gefrorener Leichen. Mit 7 lithograph. Tafeln. 4. 1875. cart. ℳ 10. —

Gaule, Prof. Dr. Justus, Die Stellung des Forschers gegenüber dem Problem des Lebens. Rede zum Antritt des Lehramts der Physiologie an der Hochschule zu Zürich. 8. 1887. geh. ℳ —. 60

Hagen, Prof. Dr. Richard, Anleitung zur klinischen Untersuchung und Diagnose. Ein Leitfaden für angehende Kliniker. Fünfte, vermehrte und umgearbeitete Auflage. Mit 23 Abbildungen im Text und 1 Tafel. 8. 1887. geb. in Ganzleinw. ℳ 3. 50

Der Zweck dieses Büchleins ist, den angehenden Mediziner vor dem Besuch der inneren Klinik in knapper Form über das Verhalten am Krankenbett und die technischen Manipulationen, welche daselbst von ihm verlangt werden, zu unterrichten und ihn auf die hauptsächlichsten Erscheinungen, auf welche es bei Konstatierung einer Krankheit ankommt, aufmerksam zu machen. Auch praktischen Aerzten wird das Büchlein willkommen sein.

——— **Praktische Beiträge zur Ohrenheilkunde.** Sechs Hefte. gr. 8. 1866—1869. geh. ℳ 6. —

Hartmann, Dr. Arthur, Experimentelle Studien über die Funktion der Eustachischen Röhre. gr. 8. 1879. geh. ℳ 2. —

Hartmann, Prof. Dr. Rob., Der Gorilla. Zoologisch-zootomische Untersuchungen. Mit 13 in den Text gedruckten Holzschnitten und 21 Tafeln. gr. 4. 1880. geh. ℳ 30. —

Heinze, Dr. Osc., Die Kehlkopfschwindsucht. Nach Untersuchungen im pathologischen Institute der Universität Leipzig. Mit 4 Tafeln, nach den mikroskopischen Präparaten gezeichn. von Dr. Sänger. gr. 8. 1879. geh. ℳ 8. —

Heubner, Prof. Dr. med. O., Die experimentelle Diphtherie. Mit einer Tafel in Farbendruck. Gekrönte Preisschrift. gr. 8. 1883. geh. ℳ 2. 40

Hirschberg, Dr. J., Professor der Augenheilkunde zu Berlin, **Beiträge zur praktischen Augenheilkunde.** Zweites u. drittes Heft. Mit Holzschnitten. gr. 8. 1877—1878. geh. ℳ 4. 40

—— **Die mathematischen Grundlagen der medicinischen Statistik** elementar dargestellt. gr. 8. 1874. geh. ℳ 2. 40

—— **Der Electromagnet in der Augenheilkunde.** Eine Monographie. Mit 17 Abbildungen im Text. gr. 8. 1885. geh. ℳ 4. —

—— **Von New York nach San Francisco.** Tagebuchblätter. gr. 8. 1888. geh. ℳ 4. —

—— **Eine Woche in Tunis.** Tagebuchblätter. gr. 8. 1885. geh. ℳ 2. —

—— **Wörterbuch der Augenheilkunde.** gr. 8. 1887. geh. ℳ 5. —

Huenefeld, Prof. Dr. F. L., Die Blutproben vor Gericht und das Kohlenoxyd-Blut in Bezug auf die Asphyxie durch Kohlendunst. gr. 8. 1875. geh. ℳ 1. 20

—— **Diaetetik.** gr. 8. 1875. geh. ℳ 4. —

Jürgensen, Dr. Th. von, Professor der Medizin an der Universität Tübingen, **Lehrbuch der speziellen Pathologie und Therapie mit besonderer Berücksichtigung der Therapie.** Für Studierende und praktische Ärzte. Zweite, verbesserte und vermehrte Auflage. gr. 8. 1889. geh. ℳ 15. —; geb. ℳ 17. —

— — — „Ich schließe, indem ich meiner Überzeugung Ausdruck gebe, daß wir um ein vorzügliches Lehrbuch reicher geworden sind, jeder Arzt wird es gern in die Hand nehmen, die jungen Mediziner aber sind von Jürgensen zu ganz besonderem Dank verpflichtet."

Prof. *F. A. Hoffmann* (C. f. k. M. 1886. Nr. 31).

— — — „Aber der Schüler und der Arzt, welche über irgend einen Gegenstand der inneren Medizin sich belehren wollen, finden in diesem Buche die präzis formulierte Meinung eines unsrer hervorragendsten Kliniker und Forscher, und das ist hundertmal mehr wert, als die weitläufige, sterile Objektivität so mancher dickleibiger Kompilationen. Bei aller Knappheit und Kürze, die sich der Autor auferlegte, hat er die Grenzen seines Buches sehr weit gesteckt. Wir finden außer allem Dem, was man unbestritten dem Gebiet der inneren Medizin zurechnet, noch die Syphilis und die Hautkrankheiten abgehandelt." — — — —

H. Curschmann (Ziemssen's Archiv).

Kalisch, Dr. M., Medicinisch-gerichtliche Gutachten der königlichen Preussischen wissenschaftlichen Deputation für das Medicinalwesen aus d. Jahren 1840—1850. gr. 8. 1859. geh. ℳ 9. —

—— **Die Kunstfehler der Aerzte.** gr. 8. 1860. geh. ℳ 6. —

Köhler, Prof. Dr. Hermann, Grundriss der Materia medica für prakt. Aerzte u. Studirende. Mit besonderer Rücksichtnahme auf die Pharmacopoea Germanica bearbeitet. gr. 8. 1878. geh. ℳ 10. —

Kollmann, Dr. J., Professor der Anatomie zu Basel, **Plastische Anatomie des menschlichen Körpers.** Ein Handbuch für Künstler und Kunstfreunde. Mit zahlreichen Abbildungen im Text. Roy. 8. 1886. geh. ℳ 14. —; eleg. geb. ℳ 17. —

Der Verfasser hatte während seiner langjährigen Lehrthätigkeit an der Königl. Akademie der bildenden Künste zu München Gelegenheit, die Bedürfnisse der Künstler kennen zu lernen, und bietet in der plastischen Anatomie ein Werk, wie es lange gewünscht, aber bis jetzt noch nicht in unserer Litteratur vorhanden war.

Kries, Dr. Johannes v., Professor der Physiologie zu Freiburg, **Die Gesichtsempfindungen und ihre Analyse.** Mit 22 Abbildungen im Text. gr. 8. 1882. geh. ℳ 5. —

Kühne, Prof. Dr. Willie, Myologische Untersuchungen. Mit in den Text gedruckt. Holzschn. u. 1 Kupfertaf. gr. 8. 1860. geh. ℳ 4. —

Kunze, Dr. C. F., Grundriss der praktischen Medicin. Dritte, gänzlich umgearbeitete u. vermehrte Aufl. gr. 8. 1886. geb. ℳ 6. —

Der „Grundriß der praktischen Medicin“ giebt die wesentlichsten anatomischen Befunde, Aetiologie, Symptomatologie, Diagnose und Behandlung der inneren Krankheiten in denkbarst konzinner Form. Der „Grundriß“ ist ein vorzügliches Orientierungsmittel über den neuesten Stand der klinischen Medizin.

——— **Der Kindermord.** Historisch und kritisch dargestellt. gr. 8. 1860. geh. ℳ 5. —

——— **Lehrbuch der praktischen Medicin** mit besonderer Rücksicht auf pathologische Anatomie u. Histologie. Dritte, mehrfach veränderte u. vermehrte Auflage. Zwei Bände. gr. 8. 1878. geh. ℳ 25. —

Langendorff, Prof. Dr. Osc., Studien über Rhythmik und Automatie des Froschherzens. Mit 22 Abbildungen im Text und 2 Tafeln. gr. 8. 1884. geh. ℳ 5. 60

Laube, Dr. Gust. C., Prof. d. Geologie zu Prag, **Geologische Excursionen im Thermalgebiet des nordwestlichen Böhmens,** Teplitz, Carlsbad, Eger-Franzensbad, Marienbad. Mit 2 Taf. in Farbendruck, geolog. Profile darstellend. gr. 8. 1884. geh. ℳ 3. 60; geb. ℳ 4. 20

Die berühmten Thermen des nordwestlichen Böhmens sind in Bezug auf ihre Verbreitung und Lage durch den geologischen Aufbau dieses Landstriches bestimmt. Das Laubesche Büchlein schildert die allgemeinen geologischen Verhältnisse Nordwestböhmens mit besonderer Rücksicht auf seine Heilquellen und hat dadurch auch für die Ärzte großes Interesse.

Lebert, Prof. Dr. Hermann, Abhandlungen aus dem Gebiete der praktischen Chirurgie und der pathologischen Physiologie nach eigenen Untersuchungen u. Erfahrungen u. mit besond. Rücksicht auf die Dieffenbach'sche Klinik in Berlin. gr. 8. 1848. geh. ℳ 10. —

Lender, Dr. Constantin, Die points douloureux Valleix's und ihre Ursachen. gr. 8. 1869. geh. ℳ 1. 60

Der Lister'sche Verband. Mit Bewilligung des Verfassers aus dem Englischen übertragen von Dr. O. Thamhayn. gr. 8. 1875. geh. ℳ 4. 80

Lorent, Dr. E., Die Aufgabe der Gesundheitspflege in Bezug auf die atmosphärische Luft. gr. 8. 1873. geh. ℳ 1. 20

Ludwig, Dr. Carl, Professor der Physiologie zu Leipzig, **Rede zum Gedächtniss an Ernst Heinrich Weber.** Gehalten im Namen der medicinischen Facultät am 24. Februar 1878 in der akademischen Aula zu Leipzig. gr. 8. 1878. geh. ℳ 1. —

Magnus, Prof. Dr. Hugo, Die Anatomie des Auges bei den Griechen und Römern. gr. 8. 1878. geh. ℳ 2. 40

—— **Die geschichtliche Entwickelung des Farbensinnes.** gr. 8. 1877. geh. ℳ 1. 40

—— **Geschichte des grauen Staares.** Mit 1 lithographirten Tafel. gr. 8. 1876. geh. ℳ 8. —

Marmé, Prof. Dr. Wilh., Director des pharmacol. Instituts zu Göttingen, **Lehrbuch der Pharmacognosie des Pflanzen- und Thierreichs.** Im Anschluss an die zweite Ausgabe der Pharmacopoea Germanica. Für Studirende der Pharmacie, Apotheker und Medicinalbeamte. gr. 8. 1886. geh. ℳ 14. —

Dieses Lehrbuch der Pharmacognosie ist nicht nur für **Studierende,** sondern auch für alle **Medizinalbeamten,** welche mit der Revision von Apotheken betraut sind und infolge dessen öfters auch in die Lage kommen, offizielle Berichte zu erstatten, ein unentbehrliches Hand- und Nachschlagebuch.

Meyer, Dr. E. von, Professor an der Univ. Leipzig, **Geschichte der Chemie von den ältesten Zeiten bis zur Gegenwart.** *Zugleich Einführung in das Studium der Chemie.* gr. 8. 1889. geh. ℳ 9. —

Moser, Prof. Dr. Ludwig, Die Gesetze der Lebensdauer. Nebst Untersuchungen über Dauer, Fruchtbarkeit der Ehen, über Tödtlichkeit der Krankheiten, Verhältniss der Geschlechter bei der Geburt, über Einfluss der Witterung und einem Anhang, enthaltend die Berechnung der Leibrenten, Lebensversicherungen, Wittwenpensionen und Tontinen. Ein Lehrbuch. Mit 2 Steindrucktafeln. gr. 8. 1839. geh. ℳ 7. —. Herabgesetzter Preis ℳ 4. —

Mosso, Dr. A., Professor der Physiologie zu Turin, **Die Diagnostik des Pulses in Bezug auf die localen Veränderungen desselben.** Mit 15 Holzschn. im Text u. 8 Tafeln. gr. 8. 1879. geh. ℳ 6. —

—— **Ueber den Kreislauf des Blutes im menschlichen Gehirn.** Untersuchungen. Mit 87 Abbildungen im Text und 9 Tafeln. gr. 8. 1881. geh. ℳ 10. —

Müller, Dr. Friedr. Wilh., Grundriss der Pathologie und Therapie der venerischen Krankheiten für praktische Aerzte und Studirende. Mit 3 lith. Tafeln. gr. 8. 1884. geh. ℳ 4. 60

Munk, Prof. Dr. Hermann, Die elektrischen und Bewegungs-Erscheinungen am Blatte der Dionaea muscipula. Mit der anatomischen Untersuchung des Dionaea-Blattes von F. Kurtz. Mit 3 Tafeln. gr. 8. 1876. geh. ℳ 6. —

Naundorff, Dr. A. J., Unter dem rothen Kreuz. Fremde und eigene Erfahrungen auf Böhmischer Erde und den Schlachtfeldern der Neuzeit gesammelt. gr. 8. 1867. geh. ℳ 4. 50

Oldendorff, Dr. A., Ueber die ärztlichen Atteste bestimmt zum Gebrauche vor Behörden. Vortrag. 8. 1877. geh. ℳ —. 80

Ploss, Dr. H. H., Ueber die Lage und Stellung der Frau während der Geburt bei verschiedenen Völkern. Eine anthropologische Studie. Mit 6 Holzschnitten. gr. 8. 1872. geh. ℳ 1. 50

Puschmann, Dr. Th., Professor a. d. Universität Wien, **Geschichte des medizinischen Unterrichts** von den ältesten Zeiten bis zur Gegenwart. gr. 8. 1889. geh. ℳ 11. —

Ravoth, Dr. F. W. Th., Grundriss der Akiurgie. Zweite, vermehrte Auflage. Mit 82 Holzschn. Zugleich 5. Auflage von Schlemm's Operations-Uebungen am Cadaver. gr. 8. 1868. geh. ℳ 8. —

—— **Darstellung der wichtigsten chirurgischen Instrumente.** 16 Taf. Abbildungen mit erläuternd. Texte. Zugleich als Anhang zu Ravoth, Grundriss der Akiurgie, zweite Auflage. gr. 8. 1869. cart. ℳ 3. 60

—— **Prolegomena** zur rationellen medicin. Diagnostik u. Semiotik für Kliniker u. Klinicisten. 8. 1851. geh. ℳ 1. 60

Ribot, Th., Die Erblichkeit. Eine psychologische Untersuchung ihrer Erscheinungen, Gesetze, Ursachen und Folgen. Deutsch von Dr. med. Otto Hotzen. gr. 8. 1876. geh. ℳ 7. —

Eine umfassende Darstellung und Verarbeitung der wichtigsten über die Vererbung bekannten Thatsachen. Die körperliche Vererbung wird, als Grundlage des ganzen Gebietes, in der Einleitung behandelt, das Werk selbst ist dagegen hauptsächlich den hierher gehörigen psychologischen Erscheinungen gewidmet. Der erste Abschnitt enthält eine Zusammenstellung des Thatsächlichen, der zweite die Gesetze der Vererbung, der dritte deren Ursachen und der vierte deren Folgen.

Roser, Prof. Dr. W., Chirurgisch-anatomisches Vademecum für Studierende und Aerzte. Achte, gänzlich umgearbeitete Auflage. Mit 139 Holzschnitten. 8. 1890. geb. in Ganzleinwand. ℳ 6. —

Das Vademecum hat den Zweck, zu chirurgisch-anatomischen Übungen am Kadaver anzuleiten. Die Methode, nach welcher der Verfasser in die topographische Auffassung der Anatomie einführt, ist die der Fensterschnitte, welche fast sämtlichen Abbildungen des Büchleins zu Grunde gelegt ist.

Samson-Himmelstiern, Dr. G. von, Beobachtungen über den Scorbut vorzüglich in pathologisch-anatomischer Beziehung. gr. 8. 1843. geh. ℳ 3. —

Schildbach, Dr. C. H., Orthopädische Klinik. Mittheilungen aus der gymnast.-orthopäd. Heilanstalt zu Leipzig. gr. 8. 1877. geh. ℳ 2. —

—— **Die Skoliose.** Anleitung zur Beurtheilung und Behandlung der Rückgratsverkrümmungen für praktische Aerzte. Mit 8 Holzschnitten. gr. 8. 1872. geh. ℳ 3. —

—— **Kinderstuben-Gymnastik.** Eine Anleitung zur körperlichen Ausbildung der Kinder in den ersten Lebensjahren. Für Aeltern, Lehrer u. Kindergärtnerinnen. Mit 48 Abbild. 12. 1880. geh. ℳ 1. 60

Schlemm, Prof. Dr. Friedrich, Arteriarum capitis superficialium icon nova. Accedunt tabulae duae. gr. Fol. 1830. geh. ℳ 4. 50

Schmidt, Dr. E., Professor a. d. Univ. Leipzig, **Anthropologische Methoden.** Anleitung zum Beobachten und Sammeln für Laboratorium und Reise. Mit zahlr. Abbild. im Text. 8. 1888. geh. ℳ 6. —

Schmidt-Mülheim, Dr. Ad., Grundriss der speciellen Physiologie der Haussäugethiere. Für Thierärzte u. Landwirthe. Mit 52 Abbild. im Text. gr. 8. 1879. geh. ℳ 9. —

Schoenlein's Klinische Vorträge in dem Charité-Krankenhause zu Berlin. Redigirt und herausgegeben von Dr. L. Güterbock. Dritte Auflage. gr. 8. 1843. geh. ℳ 8. —. Herabges. Pr. ℳ 4. —

Stannius, Prof. Dr. Herm., Handbuch der Anatomie der Wirbelthiere. Zweite Auflage. gr. 8. geh. ℳ 12. —

Einzeln:

Erstes Heft: Zootomie der Fische. 1854. geh. ℳ 6. —

Zweites Heft: Zootomie der Amphibien. 1856. geh. ℳ 6. —

Steiner, Prof. Dr. J., Grundriss der Physiologie des Menschen für Studirende und Aerzte. Fünfte, verbesserte Auflage. Mit zahlreichen in den Text eingedruckten Holzschnitten. gr 8. 1890. geh. ℳ 9. — geb. ℳ 10. —

Steiner's Grundriß der Physiologie hat sich durch klare und präzise Darstellungsweise in knapper Form, ohne dabei schematisch zu werden, bald zahlreiche Freunde erworben, wie die rasch aufeinander folgenden Auflagen beweisen.

—— **Das amerikanische Pfeilgift Curare.** Mit 3 Holzschnitten. gr. 8. 1877. geh. ℳ 1. 60

Steinhaus, Julius (Warschau), **Die Aetiologie der acuten Eiterungen.** Litterarisch-kritische, experimentelle und klinische Studien. *Gekrönte Preisschrift.* gr. 8. 1889. geh. ℳ 6. —

Streubel, Prof. Dr. C. W., Ueber die Scheinreductionen bei Hernien u. insbesondere bei eingeklemmten Hernien. gr. 8. 1864. geh. ℳ 4. —

Tillmanns, Dr. Herm., Professor an der Univ. Leipzig, **Lehrbuch der allgemeinen und speciellen Chirurgie** einschliesslich der modernen Operations- u. Verbandlehre. Zwei Bände. Roy.-8. geh. ℳ 37. —

Erster Band. **Lehrbuch der allgemeinen Chirurgie.** Allgemeine Operations- und Verband-Technik. Allgemeine Pathologie und Therapie. Mit 337 Abbildungen im Text. 1888. geh. ℳ 12. —; geb. in Halbfr. ℳ 14. 50

Zweiter Band. **Lehrbuch der speciellen Chirurgie.** Erste Hälfte. (Kopf, Hals, Thorax, Wirbelsäule.) Mit 316 Abbildungen im Text. 1890. geh. pro komplet ℳ 25. —

Die zweite Hälfte des zweiten Bandes wird den Abnehmern der ersten Hälfte im Laufe d. J. 1890 unberechnet nachgeliefert.

Verhandlungen der medicinischen Gesellschaft zu Leipzig. Erster Band. 1863—1864. Lex.-8. 1864. geh. ℳ 8. —

Vierteljahrschrift für Klimatologie mit besonderer Rücksicht auf klimatische Kurorte. In Verbindung mit Prof. Dr. Carl von Sigmund in Wien herausgegeben von Dr. Hermann Reimer. Erster Jahrg. Mit 1 Tafel u. 6 meteorol. Tab. gr. 8. 1876. geh. ℳ 12. —

Voigt, Dr. Wold., o. ö. Professor der Physik an der Univ. Göttingen, **Elementare Mechanik als Einleitung in das Studium der theoretischen Physik.** gr. 8. 1889. geh. ℳ 12. —

Das Werk ist zunächst dazu bestimmt, die Studierenden der Mathematik und Physik in die Grundlehren und Methoden der allgemeinen Mechanik einzuführen. Aber auch dem *Mediziner*, den *Physiologen* u. s. w. wird ein Buch willkommen sein, welches die analytische Mechanik nicht nach ihren mathematischen, sondern nach ihren physikalischen Beziehungen behandelt und nur geringe mathematische Kenntnisse voraussetzt.

Wagner, Prof. Dr. E. L., Die Fettmetamorphose des Herzfleisches in Beziehung zu deren ursächlichen Krankheiten. Lex.-8. 1864. geh. ℳ 3. —

Winckel, Dr. F., Geh. Medicinalrat u. o. ö. Professor an der Universität München, **Lehrbuch der Geburtshülfe einschliesslich der Pathologie und Therapie des Wochenbettes.** Für praktische Ärzte und Studirende. Mit 188 Holzschnitten im Text. gr. 8. 1889.
geh. ℳ 22. —; geb. in Halbfr. ℳ 24. 50

Das Winckel'sche „Lehrbuch der Geburtshülfe" ist die *hervorragendste Erscheinung*, welche die letzten Jahre auf diesem Gebiete gezeitigt haben. Es ist nicht nur für den Studierenden, sondern auch für den praktischen Arzt von hohem Wert, weil es der Therapie eine ganz besondere Beachtung schenkt. Einzelne Abschnitte, wie die „Pathologie und Therapie der Neugeborenen", finden sich in anderen Werken gleicher Richtung überhaupt nicht behandelt. Die vorzüglichen Abbildungen sind sämtlich neu hergestellt.

Zopf, Dr. W., Zur Morphologie der Spaltpflanzen (Spaltpilze und Spaltalgen). Mit 7 lithogr. Tafeln. gr. 4. 1882. geh. ℳ 10. —

Die Botaniker, Mediziner und Physiologen gleichmäßig interessierende Frage nach dem gegenseitigen morphologischen Verhältnis der zahlreichen heterogenen Spaltpilzformen wird durch diese Untersuchungen zu einem entscheidenden Resultat geführt.

——— **Zur Morphologie und Biologie der niederen Pilzthiere** (Monadinen), zugleich ein Beitrag zur Phytopathologie. Mit 5 lithogr. Tafeln in Farbendruck. gr. 4. 1885. geh. ℳ 9. —

Diese Abhandlung behandelt neue, den Botaniker wie den Zoologen interessierende Pilztiere und enthält gleichzeitig eine Widerlegung der Haeckelschen Monerentheorie.

Zeitschriften.

Centralblatt
für praktische
AUGENHEILKUNDE.

Herausgegeben von

Prof. Dr. J. Hirschberg in Berlin.

Preis des Jahrganges (12 Hefte) 12 ℳ; bei Zusendung unter Streifband direkt von der Verlagsbuchhandlung 12 ℳ 80.

Das „*Centralblatt für praktische Augenheilkunde*" vertritt auf das nachdrücklichste alle Interessen des Augenarztes in Wissenschaft, Lehre und Praxis, vermittelt den Zusammenhang mit der allgemeinen Medizin und deren Hilfswissenschaften und giebt jedem praktischen Arzte Gelegenheit, stets auf der Höhe der rüstig fortschreitenden Disziplin sich zu erhalten.

LEIPZIG,
DRUCK VON METZGER & WITTIG.

FSC
www.fsc.org
MIX
Papier | Fördert
gute Waldnutzung
FSC® C083411

Zeitfracht Medien GmbH
Ferdinand-Jühlke-Straße 7
99095 Erfurt, Deutschland
produktsicherheit@kolibri360.de